中国心血管病报告 2012

REPORT ON CARDIOVASCULAR DISEASES IN CHINA (2012)

卫生部心血管病防治研究中心

National Center for Cardiovascular Diseases, China

中国大百科全书出版社

Encyclopedia of China Publishing House

图书在版编目（CIP）数据
中国心血管病报告．2012/卫生部心血管病防治研究中心编著.—北京：中国大百科全书出版社，2013.6
ISBN 978-7-5000-9184-4
Ⅰ.①中… Ⅱ.①卫… Ⅲ.①心脏血管疾病-研究报告-中国-2012 Ⅳ.①R54
中国版本图书馆CIP数据核字（2013）第103685号

责任编辑：韩小群

中国大百科全书出版社 出版发行

（北京阜成门北大街17号 邮政编码：100037 电话：010-88390634）
http://www.ecph.com.cn
北京骏驰印刷有限公司印刷（北京市海淀区苏州街18号）
新华书店经销
开本：889×1194毫米 1/16印张：11 字数:300千字
2013年6月第一次印刷
印数：1-5000册
ISBN 978-7-5000-9184-4
定价:100.00元

《中国心血管病报告2012》编委会

主　编：胡盛寿　孔灵芝

副主编：高润霖　刘力生　朱曼璐　王文　王拥军　吴兆苏

秘　书：陈伟伟　刘明波　杨进刚

编写组（以姓氏拼音为序）：

陈伟伟　国家心血管病中心　中国医学科学院阜外心血管病医院

杜万良　北京天坛医院

何建国　中国医学科学院阜外心血管病医院

贾伟平　上海市第六医院

李光伟　中日友好医院

李小鹰　解放军总医院

李晓玫　北京大学第一医院

李　莹　国家心血管病中心　中国医学科学院阜外心血管病医院

刘克军　卫生部卫生经济研究所

刘　静　北京安贞医院

刘明波　国家心血管病中心　中国医学科学院阜外心血管病医院

罗新锦　中国医学科学院阜外心血管病医院

米　杰　首都儿科研究所

王春宁　中国医学科学院阜外心血管病医院

王锦纹　北京安贞医院

王　薇　北京安贞医院

王　文　国家心血管病中心　中国医学科学院阜外心血管病医院

王　玉　北京大学第一医院

王增武　国家心血管病中心　中国医学科学院阜外心血管病医院

许樟荣　解放军306医院

杨进刚　国家心血管病中心　中国医学科学院阜外心血管病医院

杨晓辉　北京安贞医院

曾哲淳　北京安贞医院

张　健　中国医学科学院阜外心血管病医院

张　澍　中国医学科学院阜外心血管病医院

张宇辉　中国医学科学院阜外心血管病医院

赵连成　国家心血管病中心　中国医学科学院阜外心血管病医院

周　歆　首都儿科研究所

朱　俊　中国医学科学院阜外心血管病医院

左慧娟　北京安贞医院

编委会（以姓氏拼音为序）：

陈春明　中国疾病预防控制中心

陈伟伟　国家心血管病中心　中国医学科学院阜外心血管病医院

陈育德　北京大学医学部公共卫生学院

杜万良　北京天坛医院

高润霖　国家心血管病中心　中国医学科学院阜外心血管病医院

顾东风　国家心血管病中心　中国医学科学院阜外心血管病医院

胡大一　北京大学人民医院

胡盛寿　国家心血管病中心　中国医学科学院阜外心血管病医院

孔灵芝　卫生部疾病控制局

李光伟　中国医学科学院阜外心血管病医院

李　卫　国家心血管病中心　中国医学科学院阜外心血管病医院

李小鹰　解放军总医院

李晓玫　北京大学第一医院

李　莹　国家心血管病中心　中国医学科学院阜外心血管病医院

刘克军　卫生部卫生经济研究所

刘　静　北京安贞医院

刘力生　国家心血管病中心　中国医学科学院阜外心血管病医院
罗　仁　艾美仕市场调研咨询（上海）公司北京分公司
罗新锦　中国医学科学院阜外心血管病医院
米　杰　首都儿科研究所
饶克勤　卫生部信息中心
唐新华　浙江省心脑血管病防治研究中心　浙江医院
王春宁　中国医学科学院阜外心血管病医院
王海燕　北京大学第一医院
王　梅　卫生部卫生经济研究所
王　薇　北京安贞医院
王　文　国家心血管病中心　中国医学科学院阜外心血管病医院
王文志　全国脑血管病防治研究办公室
王伊龙　北京天坛医院
王拥军　北京天坛医院
王　玉　北京大学第一医院
王增武　国家心血管病中心　中国医学科学院阜外心血管病医院
吴　敌　北京天坛医院
吴良有　卫生部疾病控制局
吴锡桂　中国医学科学院阜外心血管病医院
吴兆苏　北京安贞医院
许樟荣　解放军306医院
杨功焕　中国疾病预防控制中心
杨晓辉　北京安贞医院
姚崇华　北京安贞医院
曾哲淳　北京安贞医院
曾正陪　北京协和医院
张　健　中国医学科学院阜外心血管病医院
张　澍　中国医学科学院阜外心血管病医院

赵　冬　北京安贞医院
赵连成　国家心血管病中心　中国医学科学院阜外心血管病医院
朱　俊　中国医学科学院阜外心血管病医院
朱曼璐　国家心血管病中心　中国医学科学院阜外心血管病医院
左慧娟　北京安贞医院

学术委员会（以姓氏拼音为序）：
陈春明　中国疾病预防控制中心
陈灏珠　复旦大学附属中山医院
陈纪林　中国医学科学院阜外心血管病医院
陈君石　中国疾病预防控制中心
陈兰英　中国医学科学院阜外心血管病医院
陈文祥　北京医院
陈旭利　卫生部科学教育司
陈育德　北京大学医学部公共卫生学院
陈在嘉　中国医学科学院阜外心血管病医院
程显声　中国医学科学院阜外心血管病医院
戴闺柱　华中科技大学同济医学院协和医院
丁金凤　中国医学科学院阜外心血管病医院
方　圻　北京协和医院
冯建章　广东省心血管病研究所
高润霖　国家心血管病中心　中国医学科学院阜外心血管病医院
高　山　北京协和医院
葛均波　复旦大学附属中山医院
龚兰生　上海交通大学附属瑞金医院
顾东风　国家心血管病中心　中国医学科学院阜外心血管病医院
管　珩　北京协和医院
洪昭光　北京安贞医院

胡大一　北京大学人民医院

胡建平　卫生部信息中心

胡盛寿　国家心血管病中心　中国医学科学院阜外心血管病医院

华　琦　首都医科大学宣武医院

黄德嘉　四川大学华西医院

黄　峻　南京医科大学第一附属医院

黄体钢　天津医科大学附属第二医院

惠汝太　中国医学科学院阜外心血管病医院

霍　勇　北京大学第一医院

贾国良　陕西西安市心血管病医院

姜卫剑　北京天坛医院

金宏义　浙江省心脑血管病防治研究中心　浙江医院

金水高　中国疾病预防控制中心

孔灵芝　卫生部疾病控制局

李光伟　国家心血管病中心　中国医学科学院阜外心血管病医院

李建军　中国医学科学院阜外心血管病医院

李南方　新疆自治区人民医院

李小鹰　解放军总医院

李一石　中国医学科学院阜外心血管病医院

李　莹　国家心血管病中心　中国医学科学院阜外心血管病医院

李　勇　复旦大学附属华山医院

李运乾　山西医科大学附属第一医院

梁万年　北京市卫生局

廖玉华　华中科技大学同济医学院协和医院

林善琰　复旦大学附属华山医院

林曙光　广东省人民医院

刘国仗　中国医学科学院阜外心血管病医院

刘力生　国家心血管病中心　中国医学科学院阜外心血管病医院

陆国平　上海交通大学附属瑞金医院
陆再英　华中科技大学同济医学院同济医院
陆宗良　中国医学科学院阜外心血管病医院
吕传真　复旦大学附属华山医院
马　虹　中山大学附属第一医院
马淑平　河北省人民医院高血压研究所
潘长玉　解放军总医院
戚文航　上海交通大学附属瑞金医院
饶克勤　卫生部信息中心
沈卫峰　上海交通大学附属瑞金医院
孙　明　中南大学湘雅医学院附属湘雅医院
孙宁玲　北京大学人民医院
唐新华　浙江省心脑血管病防治研究中心　浙江医院
汪道文　华中科技大学同济医学院同济医院
王方正　中国医学科学院阜外心血管病医院
王海燕　北京大学第一医院
王　梅　卫生部卫生经济研究所
王　文　国家心血管病中心　中国医学科学院阜外心血管病医院
王小万　中南大学公共卫生学院
吴可贵　福建医科大学附属第一医院
吴　宁　北京协和医院
吴庆华　北京安贞医院
吴锡桂　中国医学科学院阜外心血管病医院
吴印生　江西医学院附属第一医院
吴兆苏　北京安贞医院
项坤三　上海交通大学附属第六人民医院
许樟荣　解放军306医院
项志敏　中国医学科学院阜外心血管病医院

徐成斌　北京大学人民医院
鄢盛恺　北京协和医院
严晓伟　北京协和医院
杨晓光　中国疾病预防控制中心
杨新春　北京朝阳医院
杨跃进　中国医学科学院阜外心血管病医院
姚崇华　北京安贞医院
叶　平　解放军总医院
游　凯　北京协和医院
余国膺　中国医学科学院医学信息研究所
曾定尹　中国医科大学附属第一医院
张勤奕　中美脑中风协作组
张廷杰　四川成都市第一人民医院
张　通　中国康复研究中心
张微微　北京军区总院
张维忠　上海交通大学附属瑞金医院
张　茁　北京安贞医院
赵　冬　北京安贞医院
赵继宗　北京天坛医院
赵连友　西安第四军医大学唐都医院
赵水平　中南大学湘雅医学院附属第二医院
赵元立　北京天坛医院
周景春　内蒙古自治区医院
朱鼎良　上海交通大学附属瑞金医院
朱　俊　中国医学科学院阜外心血管病医院
朱晓东　中国医学科学院阜外心血管病医院
诸骏仁　复旦大学附属中山医院
祝之明　第三军医大学附属大坪医院

编写说明

《中国心血管病报告2012》编撰过程及特点如下：

1.组织了中青年专家组成的编撰小组，多次召开会议讨论编撰方法和内容。编撰了心血管病危险因素（高血压、吸烟、血脂异常、代谢综合征、身体活动不足、超重/肥胖、膳食与营养）和心血管病流行状况部分。

2.临床专家编撰了冠心病、脑卒中、心血管外科、外周血管病、心律失常、肺血管病、心力衰竭。社区防治专家编撰了高血压社区防治范例。卫生部卫生经济研究所专家编撰了卫生经济学部分。

3.召开全体专家组会议2次，制定编撰原则和审改初稿。核心小组审改稿件2次，集体定稿。

4.参考美国心脏病和脑卒中统计报告的方法。

5.根据专家组专家的意见，为增加年报的时效性，2012年报告内容包括了定稿前发表的数据。但由于种种原因，很可能有遗漏的。希望读者提供有关数据，使年报内容更加全面翔实。

6.常用缩写：

心血管病：CVD
缺血性心脏病：IHD
心力衰竭：HF
血清总胆固醇：TC
血清甘油三酯：TG
血清低密度脂蛋白-胆固醇：LDL-C
血清高密度脂蛋白-胆固醇：HDL-C
急性心肌梗死：AMI
慢性肾脏病：CKD
终末期肾病：ESRD
肾小球滤过率：GFR
血压：BP
心率：HR
体重指数：BMI
相对危险：RR
人群归因危险：PARP
95%可信区间：95%CI
血管紧张素转换酶抑制剂：ACEI
冠状动脉旁路移植术：CABG
经皮冠状动脉干预：PCI
国际标准化比值（抗凝）：INR
外周动脉疾病：PAD
下肢动脉硬化性疾病：LEAD

目 录

《中国心血管病报告 2012》概要......1
一、心血管病流行趋势......1
二、总心血管病死亡情况......1
三、心血管病危险因素的发生率持续增加......2
1. 高血压......2
2. 吸烟......2
3. 血脂异常......3
4. 糖尿病......3
5. 超重/肥胖......4
6. 体力活动不足......4
7. 膳食营养......5
8. 慢性肾脏病......5
四、心血管病的死亡及患病情况......5
1. 冠心病......6
2. 脑卒中......6
3. 心房颤动......7
4. 心脏性猝死......7
5. 下肢动脉疾病......7
6. 心力衰竭......7
7. 先天性心脏病（先心病）患病率......7

五、心血管病治疗……8
1. 心血管外科……8
2. 心律失常……8
六、心血管病社区防治……8
1. 社区防治概况……8
2. 河北省高血压社区规范化管理……9
七、心血管病医疗与费用……9
1. 心血管病出院人数及其变化趋势……9
2. 医院心脑血管病住院费用……9
3. 心血管病药品市场……9
第一部分 心血管病……10
1.1 心血管病患病人数……10
1.2 心血管病死亡状况……10
1.3 心血管病死亡率及死因构成比……10
第二部分 心血管病危险因素……14
2.1 高血压……14
2.1.1 原发性高血压……14
2.1.2 继发性高血压……26
2.1.3 儿童高血压……27
2.2 吸烟……35
2.2.1 吸烟流行状况……35
2.2.2 戒烟……38
2.2.3 吸烟与被动吸烟的危害……38
2.2.4 烟草归因的疾病负担与经济负担……41
2.3 血脂异常……42
2.3.1 成人血脂水平和血脂异常患病率……42
2.3.2 儿童青少年血脂异常患病率……46

2.3.3 血脂与心血管病的关系……47
2.3.4 血脂异常控制状况……47
2.4 糖尿病……50
2.4.1 中国的糖尿病流行情况……50
2.4.2 糖尿病的危险因素……52
2.4.3 中国糖尿病预防状况……54
2.5 超重与肥胖……57
2.6 身体活动不足……58
2.7 膳食与营养……61
2.8 代谢综合征……64
2.8.1 代谢综合征患病率……64
2.8.2 代谢综合征危险因素……64
第三部分 心血管病防治研究……72
3.1 冠心病、急性冠状动脉综合征和心绞痛……72
3.1.1 冠心病流行病学……72
3.1.2 冠心病临床研究……78
3.2 脑卒中……89
3.2.1 脑血管病流行病学……89
3.2.2 不同地区脑卒中流行情况……93
3.2.3 脑卒中急性期治疗……96
3.2.4 脑卒中危险因素……98
3.2.5 脑卒中预防……99
3.3 高血压……99
3.4 慢性肾脏病……99
3.4.1 慢性肾脏病（CKD）流行病学研究……99
3.4.2 心血管病人群中CKD患病率研究……100
3.4.3 CKD与心血管病……100

3.5 心血管外科......101
3.5.1 中国心脏外科手术量......101
3.5.2 中国体外循环8年动态分析......102
3.5.3 SinoSCORE手术评分系统的临床应用......106
3.5.4 冠状动脉病变的外科治疗......108
3.5.5 心脏瓣膜病变的研究......109
3.6 外周血管病......109
3.6.1 下肢动脉粥样硬化性疾病(LEAD)......110
3.6.2 颈动脉粥样硬化性疾病......111
3.7 心律失常......113
3.7.1 起搏器，心脏转复律除颤器（ICD）及心脏再同步化治疗（CRT）......113
3.7.2 导管消融......115
3.7.3 心房颤动......117
3.7.4 心脏性猝死......118
3.7.5 其他心律失常......118
3.8 肺血管病......119
3.8.1 先天性心脏病相关性肺动脉高压的筛查......119
3.8.2 肺动脉高压患者的临床特征......120
3.8.3 特发性肺动脉高压的预后......121
3.8.4 先天性心脏病艾森曼格综合症患者的预后......122
3.9 心力衰竭......123
3.9.1 发病率......123
3.9.2 心力衰竭患者基本情况......124
3.9.3 心力衰竭的病因及用药......124
3.9.4 住院患者死亡率......127
3.9.5 老年患者慢性心力衰竭研究......127

3.9.6 中国基层医院慢性心衰治疗状况的调查 128

3.9.7 急性冠脉综合征（ACS）与急性心衰的研究 128

第四部分　心血管病社区防治 136

4.1 心血管病社区防治工作概况 136

4.2 心血管病社区防治工作案例介绍——河北省高血压社区规范化管理 136

第五部分　心血管病医疗费用 140

5.1 中国医院心血管病患者住院服务利用状况 140

5.1.1 中国医院心血管病和糖尿病患者出院总人次数及其变化趋势 140

5.2 中国医院心血管病住院费用 142

5.3 心血管病药品市场 143

5.4 对报告内容及引用数据的说明 144

附件1 国家慢性病防治工作规划

2012中国慢性病防治工作规划(2012～2015年) 145

附件2 指南

近五年来我国公布的国家级心血管病及相关疾病指南 153

《中国心血管病报告2012》概要

受卫生部疾病预防控制局委托，卫生部心血管病防治研究中心每年组织心内科、心外科、神经内科、肾脏科、糖尿病科、流行病学、人群防治、卫生经济学和卫生统计学等相关学科的专家编撰《中国心血管病报告》。自2005年以来，已编撰出版7期《中国心血管病报告》。该报告中的数据频繁被有关领导、专家和研究人员引用，已成为我国有关心血管病防治的权威报告，受到了卫生部等领导的重视和全国高层专家的关注。

《中国心血管病报告2012》概要如下：

随着社会经济的繁荣，人们生活方式的变化，人口老龄化及城镇化的进程加速，我国心血管病危险因素流行趋势明显，导致了心血管病的发病人数增加。今后10年，我国心血管病患病人数仍将快速增长。

目前心血管病死亡人数占到了农村居民总死亡人数的41.09%，占城市居民总死亡的41.52%，城乡居民心血管病死亡均居各种原因之首。我国心血管病的负担日渐加重，已成为重大公共卫生问题，加强政府主导下的心血管病防治刻不容缓。2012年5月卫生部等15个部委联合发布《中国慢性病防治工作规划》（2012～2015年），为我国心血管病为代表的慢性病防治提供了指导性意见，我们应当积极贯彻执行。

一、心血管病流行趋势

总体上看，我国心血管病（包括心脏病和脑血管病）患病率处于持续上升阶段。估计全国心血管病患者2.9亿，其中高血压2.66亿，脑卒中至少700万，心肌梗死250万，心力衰竭450万，肺心病500万，风心病250万，先心病200万。每5个成人中有1人患心血管病。

二、总心血管病死亡情况

估计我国每年死于心血管病约350万人，占总死亡原因的41%，居各种疾病之首。

我国每天心血管病死亡9 590人，估计每小时心血管病死亡400人，每10秒钟心血管病死亡1人。

三、心血管病危险因素的发生率持续增加

1．高血压

高血压是脑卒中和冠心病发病的主要危险因素。我国有超过半数的心血管病发病与高血压有关。

（1）据2002年调查，我国18岁以上成人高血压患病率为18.8%。近几年我国局部地区调查提示18岁以上成人高血压患病率超过25%，北方部分地区达30%以上。根据几何级数法估算，目前全国高血压患病人数达2.66亿，每10个成人中至少有2～3人患高血压。从1979年～2002年的演变趋势看，不同性别人群的高血压患病率都呈上升趋势。

（2）城乡人群高血压患病率差别缩小，2002年城市高血压患病率为19.3%，农村为18.6%。

（3）高血压发病率：一项研究对10 525名40岁以上没有高血压的成人平均随访了8年，估算出我国高血压年发病率为3%。

（4）正常高值血压：据2002年调查，我国18岁以上居民正常高值血压检出率为34%，估算全国有3亿人为正常高值血压。正常高值血压较正常血压者发生高血压或心血管病危险分别高3.2或1.74倍。在10年内，正常高值血压人群中将有50%成为高血压患者。

（5）知晓率、治疗率和控制率：根据2002年调查，我国人群高血压知晓率为30.6%，治疗率为24.7%，控制率为6.1%；对于接受治疗的患者，控制率达到25%。农村地区高血压的知晓率、治疗率和控制率低于城市，而且不同地区差异较大。在三甲医院心内科、肾内科、内分泌科门诊就诊的≥18岁高血压患者中，血压达标率可达到30.6%。

（6）我国居民高血压的主要危险因素是高盐饮食、超重/肥胖、过量饮酒、体力活动减少和长期过度精神紧张等。

（7）少年儿童高血压患病率：根据1991～2004年全国7省市地区6～17岁少年儿童血压调查结果，我国少年儿童高血压的患病率已从1991年的7.1%上升到2004年的14.6%，年平均上升速度为0.58%。

（8）我国超重、肥胖儿童患高血压的风险是正常体重儿童的2.9倍和6.0倍；腹型肥胖儿童患高血压风险是非腹型肥胖的4.6倍。

2．吸烟

（1）吸烟人数：近年来，15岁以上人群戒烟率虽略有增加，但我国控烟任务依旧艰巨。根据2010年全球成人烟草调查（GATS）中国项目报告，目前估计15岁以上

烟民有3.5亿，被动吸烟者5.4亿。我国男性吸烟率处于平台期，而年轻女性的吸烟率有增加趋势。2002～2010年期间，40～59岁年龄组人群现在吸烟率出现了上升趋势。

（2）戒烟变化趋势：戒烟人数从1996年的9.42%上升到2002年的11.5%，2010年继续上升至16.9 %，戒烟人数增加了1500万人。中国近十几年的“二手烟”暴露水平基本没有变化。

（3）全人群吸烟率农村人群明显高于城市人群（29.8% vs 26.1%）；男性吸烟率农村高于城市（56.1% vs 49.2%），女性吸烟率城市高于农村（2.6% vs 2.2%）。

（4）有研究推算出我国2005年吸烟的直接经济损失为1 665.6亿元人民币，间接经济损失861.11～1 205.01亿元人民币，总经济损失近3 000亿元人民币，约占当年国民生产总值（GDP）的1.5%。

3．血脂异常

（1）我国人群血脂水平呈持续上升趋势，尤其是少年儿童的血脂水平。根据2002年中国居民营养与健康状况调查，成人血脂异常患病率为18.6%，其中高胆固醇血症（TC≥5.72 mmol/L）患病率2.9%，高甘油三酯血症（TG≥1.70 mmol/L）患病率11.9%，低高密度脂蛋白胆固醇血症（HDL-C<1.04 mmol/L）患病率7.4%。估计我国血脂异常者至少2.5亿。

（2）根据2002年全国31个省市调查，我国成人（18岁及以上）血脂异常（TC≥5.72 mmol/L，和/或TG≥1.70 mmol/L，和/或HDL-C<0.91 mmol/L）者知晓率仅3.2%，男性3.4%，女性2.7%。血脂检测率仅6.4%。中年、老年人群知晓率和检测率明显高于青年，城市明显高于农村。

（3）根据2002年中国居民营养与健康状况调查，我国儿童青少年（3～18岁）人群，胆固醇升高[TC≥220 mg/dl（5.72 mmol/L）]患病率0.8%，城市1.4%，农村0.6%；甘油三酯升高[TG≥150 mg/dl（1.70 mmol/L）]患病率2.8%，城市2.5%，农村2.9%。

（4）根据2007～2008年中国糖尿病和代谢异常研究，在我国14省市、自治区抽样调查的成年人中，LDL-C水平升高（4.14～4.91mmol/L）和LDL-C水平极高（≥4.92 mmol/L）的患病率为3.5%和3.0%。

4．糖尿病

（1）根据中华医学会糖尿病学分会在2007～2008年对14个省市进行的调查，在年龄≥20岁的46 239名成年人中，年龄标化的总糖尿病患病率为9.7%，男性为

10.6%，女性为8.8%；糖尿病患病率随着年龄的增长和体重的增加而增加，20～39岁、40～59岁和≥60岁的人群中糖尿病患病率分别为3.2%、11.5%和20.4%。单纯糖耐量受损的患病率高于单纯空腹血糖受损的患病率（男性为11.0% vs 3.2%，女性为10.9% vs 2.2%）。

（2）中国大庆糖尿病预防20年随访证实，生活方式干预对预防糖尿病有长期影响。在20年的随访中，干预组累计的糖尿病累计发病率为80%，对照组为93%，减少1例糖尿病需要干预的人数为6人。经多因素分析校正后，干预组比对照组的糖尿病发病率降低43%，发生糖尿病要比对照组平均晚3.6年。此外，生活方式干预试验使严重的视网膜病变（激光治疗和失明）风险下降47%。

（3）我国一项多中心为期3年的生活方式联合药物干预试验结果显示，葡萄糖耐量减退人群的每年糖尿病自然发病率为11.6%；单纯生活方式干预组为8.2%；小剂量二甲双胍或阿卡波糖组与生活方式联合干预糖尿病发病率分别为4.1%和2.0%；这两种药物分别降低糖尿病危险性76.8%和87.8%。

5. 超重/肥胖

（1）根据2002中国营养与健康状况调查，我国人群超重率（体重指数：24～27.9 kg/m^2）为17.6%，肥胖率（体重指数≥28kg/m^2）达5.6%。如按2006年我国人口估计，18岁以上超重者和肥胖者分别达到2.4亿和7 000万。超重和肥胖呈明显增加趋势。

（2）中国健康与营养调查（CHNS）长期监测了我国9个省市人群进行了长期膳食与健康状况，近20年来多次横断面调查资料显示，我国人群超重、肥胖患病率仍然呈持续上升趋势，2009年上述人群中超重率和肥胖率分别达到30.0%和8.7%，中心性肥胖患病率（男性腰围≥85cm，女性腰围≥80cm）达到45.3%。

6. 体力活动不足

（1）我国9个省进行的中国健康和营养调查（CHNS）的结果显示，18～55岁居民体力活动主要来源于职业活动和家务劳动，除休闲时的体力活动略有增加外，其他形式的体力活动均呈下降趋势，与1997年相比，2006年男性总体力活动量减少了27.8%，女性减少了36.9%。

（2）第三次全国群众体育锻炼现状调查显示，我国经常参加体育锻炼（每周运动≥3次、每次运动≥30分钟）的人数比例为28.2%（含在校学生），但20～49岁的青壮年参加体育锻炼的人群明显低于其他年龄组人群。

7. 膳食营养

（1）近年来，我国居民整体膳食状况有了明显改善。但仍存在不合理的膳食特点：谷类食物摄入量下降明显，而脂肪摄入量明显增加；食盐摄入量（平均每日12g）大大超过膳食指南推荐每天小于6g的标准；蔬菜水果摄入量较少。

（2）中国营养与健康调查（CHNS）对我国9省区进行了长期观察，发现我国居民虽然总能量摄入呈明显下降趋势，但脂肪供能比呈明显上升趋势，超过居民膳食指南推荐标准（脂肪供能比 30%）的比例明显上升，而碳水化合物供能比在减少，低于膳食指南推荐标准（碳水化合物供能比55%～65%）的比例明显上升；膳食胆固醇的摄入量明显增加；钙的摄入量虽有增加，但平均摄入量也仅达到推荐量（800mg/d）的一半左右。

（3）2002年中国营养与健康状况调查分析了我国45岁及以上的26 276人中几种膳食模式与卒中发病的关系。传统中国南方膳食以大米和蔬菜为主，动物性食物较少。传统中国北方膳食以精制谷制品、土豆和咸菜为主。西餐以牛肉、水果、蛋类、禽肉和海产品为主。传统中国南方膳食卒中发生率最低。与之相比，传统中国北方膳食卒中风险升高[OR=1.96(95%CI：1.48～2.60)；P<0.0001]，根据传统心血管病危险因素调整后，这种关系依然存在 [OR=1.59(95%CI =1.16～2.17)；P=0.004]。西方膳食也使卒中风险升高[OR=2.36(95%CI=1.82～3.06)；P<0.0001]，但根据肥胖、高血压、高血糖、高血脂调整后差异无显著性。

8. 慢性肾脏病

我国首个慢性肾脏病（CKD）调查从全国13省市抽取了50 550例成年受试者，其中47 204例受试者参与调查。根据估算肾小球滤过率（eGFR）<60 ml/min/1.73 m^2或存在白蛋白尿诊断CKD。结果表明，我国慢性肾病（CKD）总患病率达10.8%，其中，以eGFR<60 ml/min/1.73 m^2诊断的患病率为1.7%，而以尿白蛋白与肌酐比值>30 mg/g诊断的CKD的患病率为9.4%。CKD患者预计近1.2亿，但CKD知晓率仅为12.5%。年龄、性别、高血压、糖尿病、既往心血管病史、高尿酸血症、居住地及经济状况是发生CKD的独立危险因素。

四、心血管病的死亡及患病情况

2011年心血管病死亡率仍居首位，高于肿瘤及其他疾病。

1. 冠心病

（1）在2010年，我国城市冠心病死亡粗率为86.34/10万，农村为69.24/10万，男性高于女性。

（2）近年来农村急性心肌梗死死亡粗率呈快速上升趋势，已逐渐接近城市水平。

（3）2007～2009年，北京市25岁以上居民急性冠心病事件的年龄标化发病率为166.4/10万，男性为218.5/10万，女性为115.2/10万，城区为144.3/10万，近郊为154.7/10万，远郊为195.8/10万。2009年比2007年上升了8.1%。与2007年比较，2009年男性和女性居民的年龄标化发病率分别增加了11.1%和2.5%。男性35～44岁人群急性冠心病事件发病率的增幅最大，2009年比2007年增加了30.3%。

（4）2008年中国卫生服务调查研究中第四次家庭健康调查的结果显示：城市调查地区缺血性心脏病的患病率为15.9‰，农村调查地区为4.8‰，城乡合计为7.7‰，与2003年第三次调查数据相比（城市12.4‰、农村2.0‰、合计4.6‰）有较大幅度升高。估算现有缺血性心脏病患者770万。

（5）在2007～2008年中国糖尿病和代谢紊乱研究入选的46 239名20岁以上成年人中，男性冠心病患病率为0.74%，女性为0.51%。

2. 脑卒中

（1）2010年中国城市居民脑血管病死亡粗率为125.15/10万。农村居民脑血管病死亡粗率为145.71/10万。根据第六次人口普查结果，估计我国2010年死于脑血管病的城镇居民为83.3万人，农村居民98.2万人。总体上看农村脑血管病死亡粗率高于城市，城市、农村的男性均高于女性。

（2）与2006年相比，2009年脑血管病死亡粗率城市地区上升1.41倍，农村地区上升1.44倍，但2010年城市及农村地区的脑血管病死亡率均较2009年下降。

（3）我国是脑卒中的高发区，脑卒中发病人数是心肌梗死的4～5倍。

（4）2008年中国城乡脑血管病患病率9.7‰，估计全国至少有脑血管病患者970万。

（5）由132家城市医院参加的中国国家卒中登记（CNSR）在2007年9月至2008年8月间，共入选14 702名缺血性卒中患者，其中11 675人有确切的发病时间，2 514(21.5%)人在3小时内到达急诊室，1 469（12.6%)人适合静脉rtPA溶栓，最终仅有284(2.4%)人接受了溶栓治疗，181(1.6%)人为静脉rtPA溶栓。发病至用药的中位数时间是180（四分位区间,150～228）分钟，到院至用药的中位数时间是116（四分位区间,70～150）分钟，影像检查至用药的中位数时间是90（四分位区间，60～129）分钟。

年轻、到院快、病情重、收入水平高、教育程度高的患者更易获得静脉rtPA治疗。大约1/5的3小时内到达医院的缺血性脑卒中患者接受了溶栓治疗。发病至用药时间、到院至用药时间、影像检查至用药时间远远长于发达国家。

3. 心房颤动

（1）中国30岁以上人群房颤患病率为0.65%，估计患病人数约420万。所有房颤中，瓣膜性、非瓣膜性及孤立性房颤分别占12.9%，65.2%和21.9%。房颤患者中脑卒中发病率明显高于非房颤者（12.1% vs 2.3%）。

（2）一项对全国22家省级医院心内科住院患者的回顾性调查显示，心内科住院患者中心律失常占26.8%。所有心律失常患者中，心房颤动所占比例最高(35.0%)，其次为阵发性室上性心动过速、病态窦房结综合征和室性早搏，分别为28.0%、11.9%和11.6%。

4. 心脏性猝死

我国人群心脏性猝死发生率为41.8/10万人。男性高于女性（44.6/10万及39.0/10万），25岁以上的心脏性猝死发生率较高，男性为61.7/10万，女性为53.3/10万。估计全国每年发生心脏性猝死54.4万例。

5. 下肢动脉疾病

我国有3.04%的人存在下肢动脉疾病，知晓率仅为1.38%。若年龄超过50岁，且同时存在冠心病和糖尿病等疾病者，有高达四分之一的人会有下肢动脉疾病。在北京60岁以上的老年人中，有约五分之一的人有下肢动脉疾病。

6. 心力衰竭

我国人群心力衰竭患病率为0.9%；其中男性为0.7%，女性为1.0%。随着年龄增高，心衰的患病率显著上升（P<0.01）。我国北方地区心衰患病率为1.4%，南方地区心衰患病率为0.5%，北方明显高于南方（P<0.01）。城市人群心衰患病率为1.1%。农村人群心衰患病率为0.8%。近二三十年来，引起心力衰竭的主要原因已从风湿性瓣膜性心脏病转为冠心病。

7. 先天性心脏病（先心病）患病率

（1）我国几个地区的围产儿先心病患病率在6.8‰～14.39‰之间，取先心病患病率8‰计算，我国大陆每年有16万左右的先心病患儿出生。

（2）中国新生儿缺陷监测报告，先心病的发生率在0.7‰～7.32‰之间，呈逐年上升趋势。

（3）我国部分地区横断面先心病患病率调查，患病率在1.30‰～17.0‰之间，多数在2‰～8‰之间。

五、心血管病治疗

1. 心血管外科

全国心脏外科手术量：全国2011年心脏外科手术总量187 983例，比2010年增长10.3%，其中体外循环手术量为150 787例。全国心脏移植手术156例，比2010年增长13.2%。氧合器使用总量2010年13 670只，比2004年增加88%。

北京对2 541例CABG患者随访5年，发现术后持续吸烟组比不吸烟组的全因死亡，心血管死亡，重要心血管事件及心绞痛发生风险明显升高。

北京回顾分析2 277例风湿性心脏病术后资料，表明患者年龄、二尖瓣口面积、左心房内径、房颤是并发左心房血栓的主要危险因素。

中国冠状动脉旁路移植术风险评估模型（SinoSCORE）的验证研究表明，中国模型比欧洲模型（EuroSCORE）能更准确的预测术后病死率。

2. 心律失常

（1）起搏器植入：起搏器植入量逐年增加，2011年共42 986例，比2010年增加10.9%。其中因病窦综合征植入起搏器占50.6%，房室传导阻滞占39.0%。

（2）埋藏式体内除颤器（ICD）植入：2011年植入ICD1 228例，比2010年增加19.6%，其中14.7%（179台）为双腔ICD。

（3）心脏再同步化（CRT）植入：2011年植入CRT1 822例，比2010年增长19.3%。

（4）导管消融：2011年射频消融手术量约63 355例，比2010年增长16.1%。其中室上速占56%，房扑26.5%，房颤13.9%。

六、心血管病社区防治

1. 社区防治概况

1969年阜外医院在首都钢铁公司开展的心血管病人群防治，是我国第一个人群防治工作的典范，控制高血压可降低50%的脑卒中风险。回顾40多年的历程，我国心血管病社区防治工作经历了一系列变化，逐步由点及面地向政府主导的多部门合作的全社会参与的综合防治的方向发展。

2. 河北省高血压社区规范化管理

2007年4月起，河北省组织多个地区参加了“全国高血压社区规范化管理”项目，覆盖8个地市，67个区县，206个社区，参加培训的基层医生1100多人，管理高血压患者41800人，管理高血压患者的血压水平较前下降14.8/8.2 mmHg，血压控制率由8.9%提高到77.3%。

七、心血管病医疗与费用

1. 心血管病出院人数及其变化趋势

（1）2011年心血管病出院总人数（次）1 289.6万人次，占同期总住院人次的12.0%；其中心脏病670.9万人次，脑血管病618.7万人次。2011年心脑血管病患者出院人次数中，以缺血性心脏病（446.3万人次，其中急性心肌梗死29.7万人次）和脑梗死（372.6万人次）患者为主，其比重分别为34.6%和28.9%，其余依次为高血压（201.6万人次），颅内出血119.9万人次，风湿性心脏病23.0万人次。另外糖尿病出院为212.7万人次。

（2）1980～2011年间，中国心脑血管病出院人次年平均增长速度为9.4%；快于同期所有病种出院人均年增长速度（6.0%）。其中年平均增长速度排位依次为脑梗死（12.3%）、缺血性心脏病（11.6%），颅内出血（10.5%）、急性心肌梗死（8.9%）、高血压（8.1%）、高血压性心脏病和肾脏病（5.2%）；另糖尿病年平均增长速度为14.1%。

2. 医院心脑血管病住院费用

2011年急性心肌梗死住院总费用为49.9亿元，颅内出血141.6亿元，脑梗死223.0亿元，相应次均住院费用分别为16 793元，11 802元，7 325元；年增长速度分别为7.0%、5.4%和1.6%。

3. 心血管病药品市场

2011年100张床位以上医院药品总购药额为3 660亿元；其中心血管药品460亿元，前五位药物分别为：脑循环改善药、心肌营养及冠脉循环改善药、钙拮抗剂、调脂药、血管紧张素II受体拮抗剂。

第一部分　心血管病[1,2,3,4]

1.1 心血管病患病人数

估计我国心血管病（冠心病、脑卒中、心力衰竭、高血压）现患人数2.9亿，每10个成年人中有2人是心血管病。

根据我国1959～2002年四次全国高血压患病率调查，三次高血压患病率增长率的平均值(3.1%)和利用几何级数法测算，2012年全国15岁以上人口高血压患病率为24%，估算全国现患高血压至少2.66亿。我国现患脑卒中至少700万，心肌梗死250万，心衰450万，肺心病500万，风心病250万，先心病200万。

1.2 心血管病死亡状况

（1）估计我国每年约350万人死于心血管病。

（2）中国人总死亡中，每死亡5个人中就有2人死于心血管病。

（3）我国每天因心血管病死亡9 590人，估计每小时因心血管病死亡400人，每10秒钟心血管病死亡1人。

1.3 心血管病死亡率及死因构成比

（1）近几年我国心血管病死亡率居高不下，2011年心血管病死亡率仍居首位，高于肿瘤及其他疾病。见图1-3（1～4）。

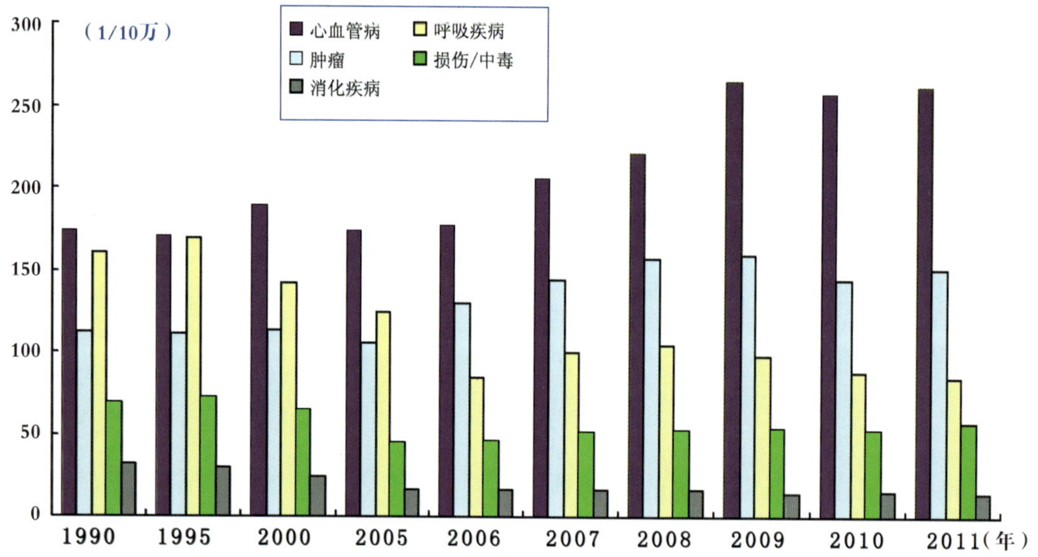

图1-3（1）　1990～2011年我国农村居民主要疾病死亡率变化

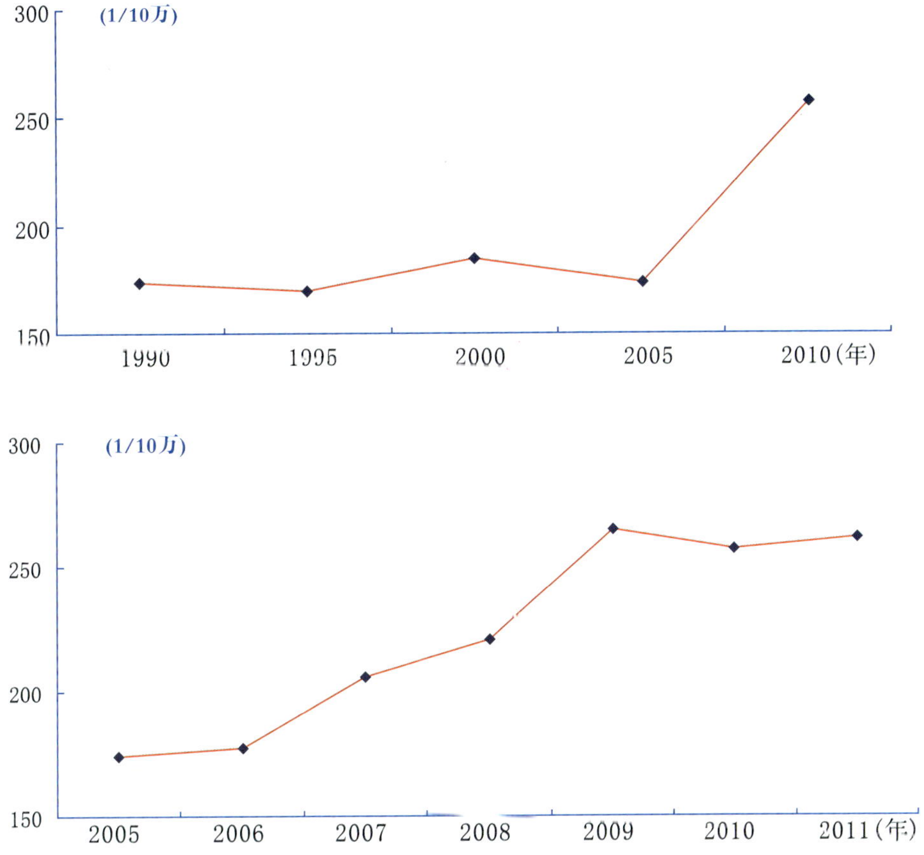

图1-3（2）1990～2011年我国农村居民心血管病死亡率变化

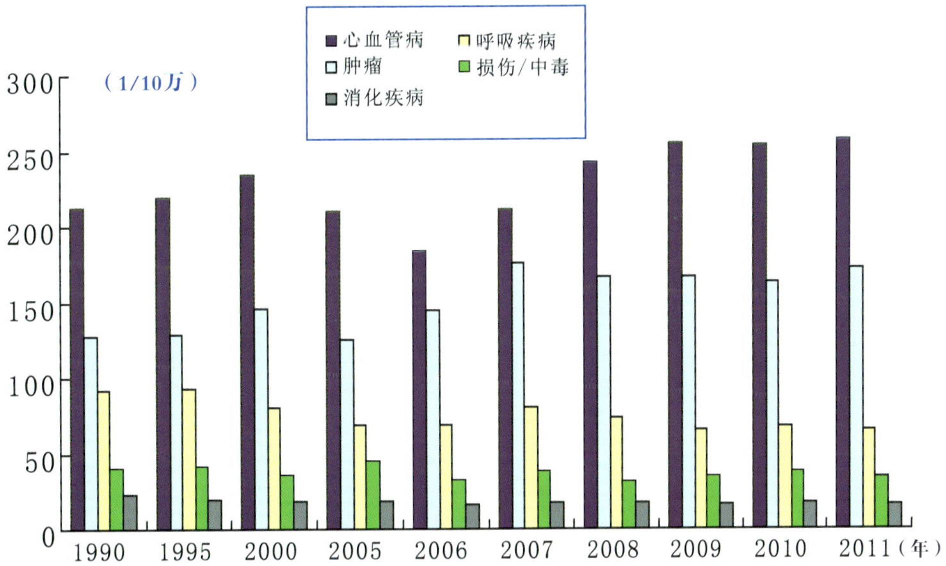

图1-3（3）1990～2011年我国城市居民主要疾病死亡率变化

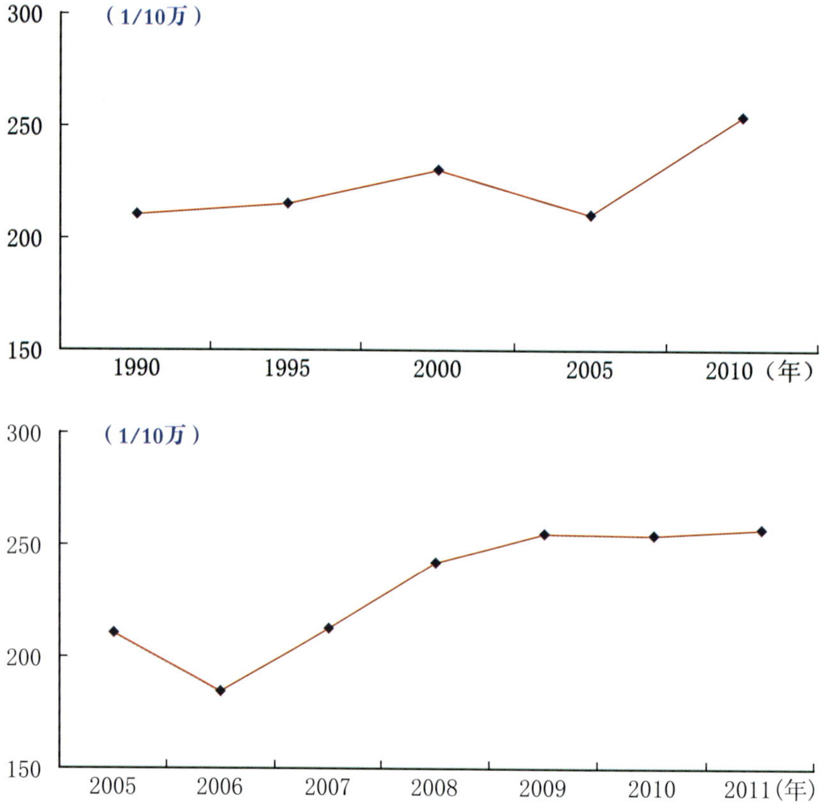

图1-3(4)1990～2011年我国城市居民心血管病死亡率变化

(2) 中国城乡居民主要疾病死亡构成比中，心血管病占首位。见图1–3(5、6)。

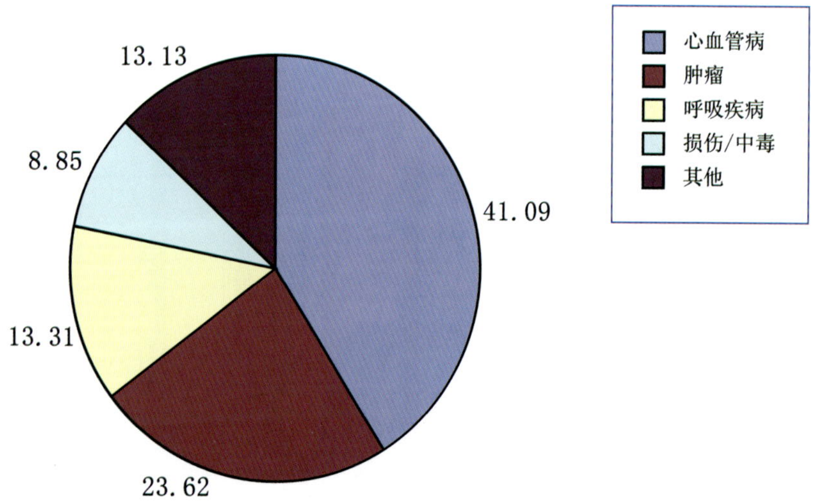

图1-3(5) 2011年我国农村居民主要疾病死因构成比(%)

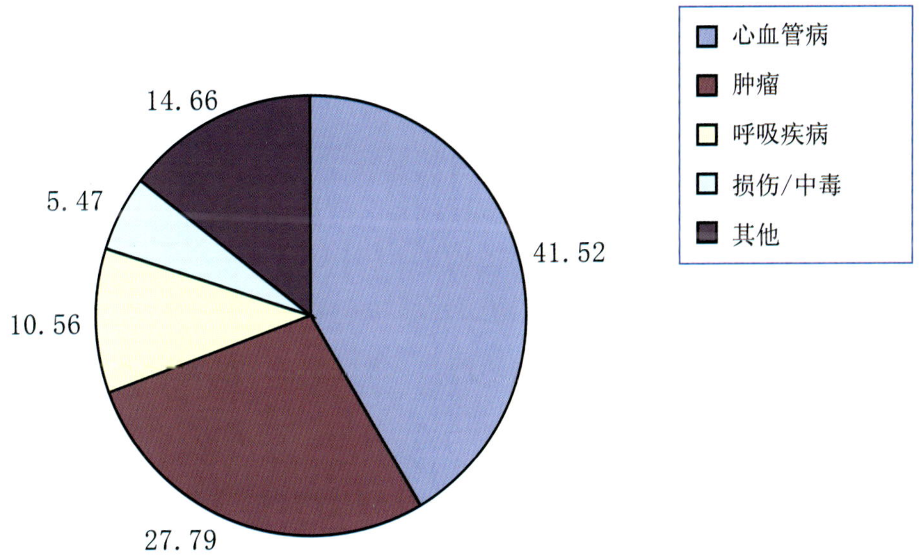

图1-3（6）　2011年我国城市居民主要疾病死因构成比（%）

参考文献：

1. 中华人民共和国卫生部. 中国卫生统计年鉴 2009. 北京：中国协和医科大学出版社. 2009
2. 中华人民共和国卫生部. 中国卫生统计年鉴 2010. 北京：中国协和医科大学出版社. 2010
3. 中华人民共和国卫生部. 中国卫生统计年鉴 2011. 北京：中国协和医科大学出版社. 2011
4. 中华人民共和国卫生部. 中国卫生统计年鉴 2012. 北京：中国协和医科大学出版社. 2012

第二部分 心血管病危险因素

2.1 高血压

高血压为心脑血管疾病最重要的危险因素之一。血压从110/75 mmHg开始，随着其水平升高，心血管病发生的危险相应增加。70%的脑卒中和50%的心肌梗死发生与血压升高有关，而在导致劳动力丧失的原因中高血压也占6%。全国每年由于血压升高而导致的过早死亡人数高达200万，直接医疗费用每年至少达366亿元。及时准确地了解高血压的流行状况，对于心血管病的防治意义重大。

2.1.1 原发性高血压

2.1.1.1 高血压患病率

我国建国以来进行过四次大规模的高血压患病率调查，从历次调查的结果可以看出高血压的患病率呈明显的上升趋势。见图2-1-1（1）。根据几何级数法估算，我国15岁及以上人口高血压患病率24%，估算2012年高血压患者2.66亿。

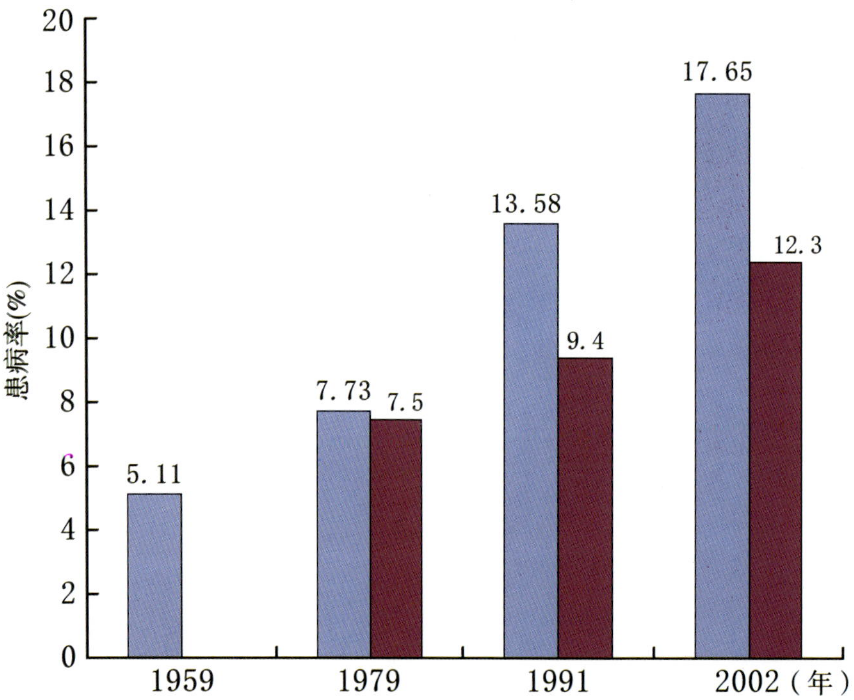

图2-1-1（1）四次全国高血压调查15岁及以上人群高血压患病率的比较

注：各次调查高血压诊断标准不尽相同，1959年为DBP>90 mmHg和/或39岁以下SBP>140 mmHg，40岁以后SBP年龄+10 mmHg；1979～1980年为SBP≥141mmHg和/或DBP≥91mmHg，且未考虑2周内服药情况；1991年为SBP≥140 mmHg和/或DBP≥90mmHg，或近2周内服用降压药；2002年同1991年。

为调查当年全国估计患病率。

为年龄标化患病率。诊断标准统一采用1979～1980年标准，标准人口统一采用1964年全国人口，对象均为15岁及以上年龄。血压单位均为毫米汞柱（mmHg）。

2002年中国居民营养与健康状况调查显示[1]，我国成人高血压患病率为18.8%。按5岁1个年龄组分类，不同年龄段的患病率见图2-1-1（2）。无论男性、女性，随年龄增加患病率增加明显。40岁以前，男性增加较女性明显；45岁以后，女性的高血压患病率要高于男性[2]。

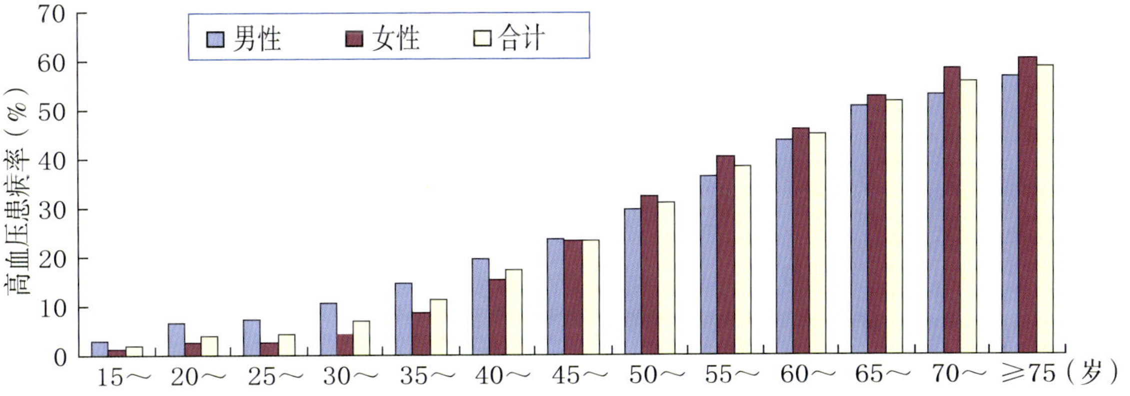

图2-1-1（2）2002年中国人群不同年龄高血压患病率[2]

注：高血压的诊断标准为，收缩压≥140 mmHg或舒张压≥90 mmHg或近2周服用降压药。

从1979～2002年的演变趋势看，不同性别患病率都呈上升趋势。同样无论男性、女性，40岁以上年龄组增速加快、不同时期差异增大[2]。见图2-1-1（3）。

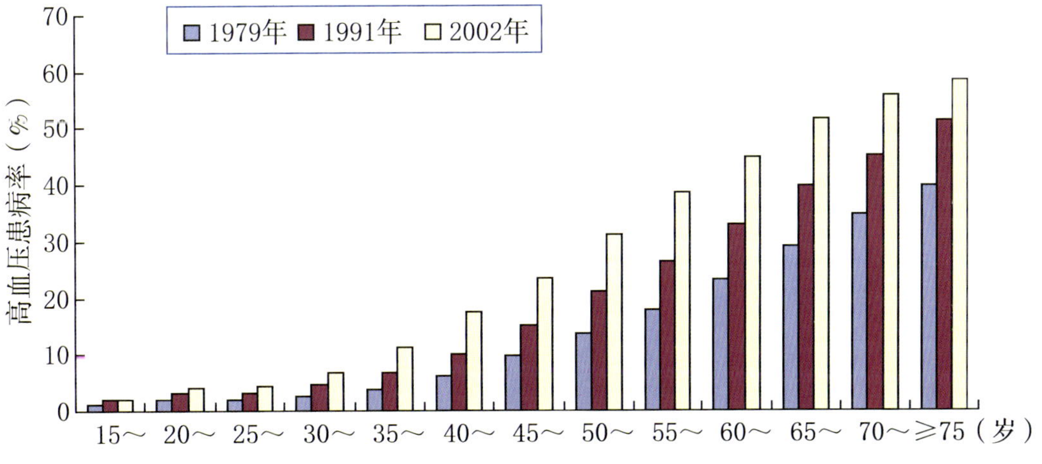

图2-1-1（3）　1979、1991和2002年三次调查不同年龄高血压患病率的变化趋势[2]

注：1979年高血压的诊断标准为，收缩压＞140 mmHg或舒张压＞90 mmHg；1991年和2002年高血压的诊断标准为：收缩压≥140 mmHg或舒张压≥90 mmHg，或近2周服用降压药。

不同时期有关高血压患病率的调查均显示城乡差别、地区差别都非常明显。2002

年城市的标化患病率达到19.3%，农村为18.6%。但从变化趋势来看，城乡差距在缩小。见图2-1-1（4）。

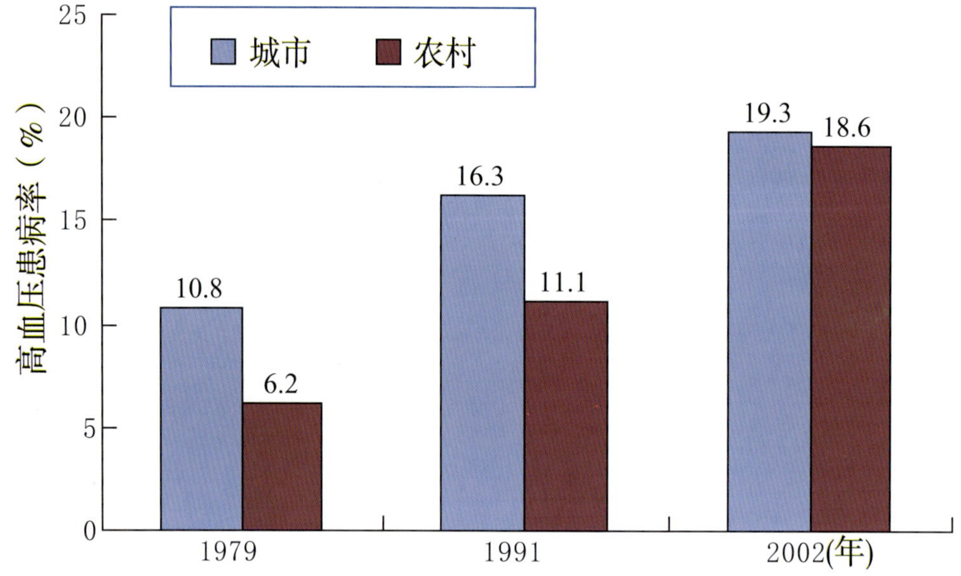

图2-1-1（4） 不同时期高血压患病率的变化趋势[2]

注：1979年高血压的诊断标准为，收缩压＞140 mmHg或舒张压＞90 mmHg。1991年和2002年高血压的诊断标准为，收缩压≥140 mmHg或舒张压≥90 mmHg，或近2周服用降压药。除2002年外，余均为未标化率。

关于不同民族的高血压分析数据[3]显示，在可用于分析的15岁以上人群152 683份资料中，藏族患病率最高，为24.7%，苗族最低为7.7%，与1991年相比，增长幅度最大的为满族，而蒙古族有所下降。见表2-1-1（1）。

表2-1-1（1） 不同时期不同民族高血压标化患病率的变化（%）

民族	男性		女性		合计	
	1991	2002	1991	2002	1991	2002（年）
汉族	11.6	17.7	10.3	15.3	11.3	16.2
蒙古族	21.1	18.8	15.6	17.2	18.2	17.6
回族	10.4	16.2	9.3	16.2	9.8	16.0
藏族	19.5	25.6	16.4	24.0	17.8	24.7
苗族	8.3	9.2	7.0	6.1	7.7	7.7
壮族	9.4	16.1	7.5	8.3	8.8	11.8
布依族	11.6	13.9	7.8	10.7	9.5	12.4
满族	13.4	23.1	11.1	18.7	12.3	20.5

2002年后尚无全国性的调查。但一些地区性调查显示，高血压的患病率仍较高。见表2-1-1（2）。

表2-1-1（2）　不同地区人群高血压患病率（%）

时间（年）	地区	年龄	样本数	患病率（%）	标化患病率（%）
2004	天津市[4]	≥15	239万	31.57	—
2005～2007	辽宁省[5]	≥35	45 925	37.8	—
2007	山东农村[6]	≥25	16 364	43.8	—
2007	上海城乡结合部[7]	≥60	11 220	49.73	—
2007	云南省8州县[8]	15～69	5 000	24.8	21.7
2007	黑龙江省[9]	≥15	10 620	30.48	—
2007～2008	河南省新安县[10]	≥18	20 194	30.77	20.71
2008	徐州市[11]	20～75	17 500	20.87	16.39
2008	成都市社区[12]	≥18	3 524		21.78
2007～2009	杭州市[13]	≥20	42 998	27.49	—
2008～2009	宁夏吴忠市[14]	≥18	5 442	23.7	19.7
2009	西藏地区牧民[15]	≥40岁	701	55.9	57.1
2008～2010	北京房山区农民[16]	≥40岁	58 308	47.2	46.1
2009～2010	辽宁城市居民[17]	18～74	25 196	28.7	
2011	内蒙古呼伦贝尔[18]	≥20	1 996	31.71	33.62

另有研究分析，山东农村35～74岁居民在1991年、2002年、2007年期间高血压患病率分别为20.4%、24.5%、30.6%，呈上升趋势[19]。

2.1.1.2 高血压的发病率

有研究[20]通过对10 525名40岁以上非高血压成人平均8.2年的随访，结果提示28.9%的男性和26.9%的女性发展为高血压。见图2-1-1（5）。推算高血压年发病率约为3%。

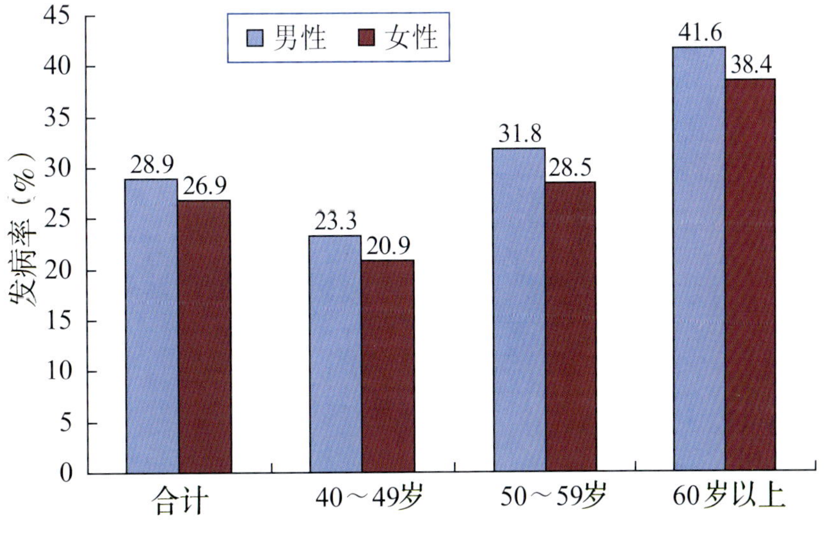

图2-1-1（5）　成人不同性别基线年龄段8年高血压累计发病率

另有研究对24 052名35岁以上非高血压成人平均随访28个月，结果提示26.5%的被调查者发展为高血压。见图2-1-1（6）。基线血压水平值高、年龄大者发展为高血压的比例较高[21]。

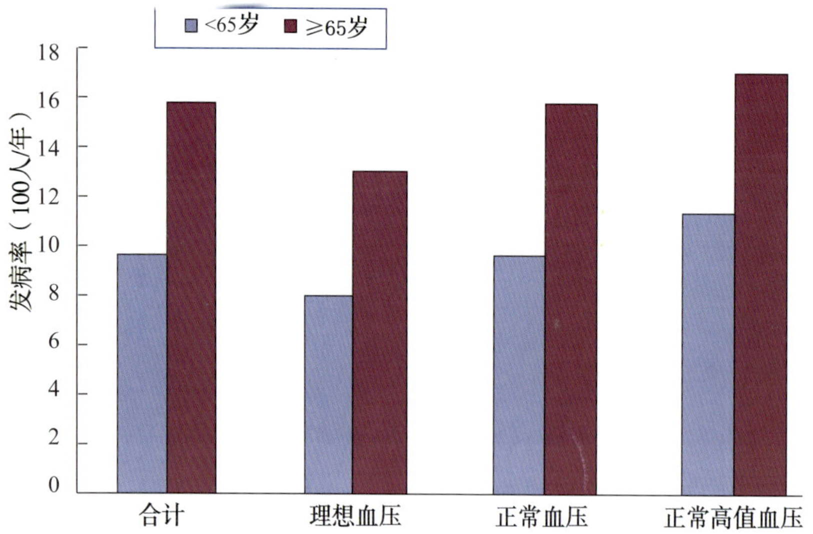

图2-1-1（6） 基线不同年龄、不同血压水平的高血压发病率（100人/年）

注：理想血压，收缩压<120 mmHg且舒张压<80 mmHg；正常血压，收缩压120～129 mmHg和/或80～84 mmHg；正常高血压，收缩压130～139 mmHg和/或舒张压85～89 mmHg。

2.1.1.3 血压正常高值的检出率

2002年营养与健康资料[2]显示，按照2005年《中国高血压防治指南》的定义，将18岁及以上147 472人的资料按血压水平分类，正常高值血压的比例占34%，推算全国为3亿人。男性正常血压的比例低于女性，而正常高值则相反。见图2-1-1（7）。

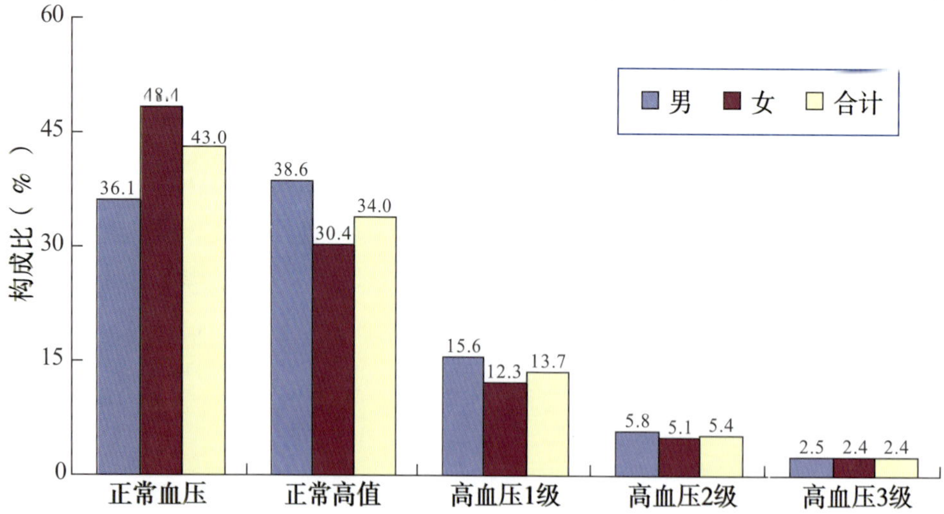

图2-1-1（7） 2002年中国成年人群血压分类构成

注：血压水平分类按照《中国高血压防治指南》（2005版）的定义。

有研究[19]分析了山东农村35～74岁居民血压正常高值的变化趋势，提示在1991年为33.8%，2002年为61.5%，2007年为54.6%，呈上升趋势。

研究报道[22]，正常高值血压增加脑卒中发病危险56%、冠心病危险44%、总的心血管病危险52%；冠心病事件、脑卒中事件、总的心血管病事件中正常高值血压的归因危险度分别为12.4%、15.2%、14.4%。

2008～2010年北京房山区40岁以上的58 308名农村居民心血管病危险因素调查结果显示[16]，高血压前期患病率37.8%。2009～2010年辽宁省18～74岁25 196名城市居民的正常高值流行病学调查显示[17]，男性高血压前期的比例均高于女性，与高血压的一致；随着年龄增长，各年龄段高血压前期所占比例逐渐减少，这与高血压的年龄分布相反。见表2-1-1（3）。

表2-1-1（3）　中国辽宁省城市人群正常高值血压和高血压患病率

年龄	样本数	高血压前期(%)	高血压(%)
男性			
18～34	5 028	55.1	19.8
35～44	2 560	48.6	30.8
45～54	2 469	43.9	41.2
55～64	1 426	36.9	52.7
65～74	930	31.9	56.5
合计	12 413	47.7	32.9
女性			
18～34	4 792	31.7	4.7
35～44	2 693	38.8	16.9
45～54	2 689	36.7	36.4
55～64	1 670	29.3	55.9
65～74	939	26.6	60.4
合计	12 783	33.6	24.7
所有			
18～34	9 820	43.7	12.4
35～44	5 253	43.6	23.7
45～54	5 158	40.2	38.7
55～64	3 096	32.8	54.5
65～74	1 869	29.3	58.4
合计	25 196	40.5	28.7

2.1.1.4 单纯收缩期高血压

根据2002年的调查资料[23]，我国成年人单纯收缩期高血压（ISH）标化患病率为6.0%，男性为5.4%，女性为6.9%。据此估计我国成年人群中ISH的患病人数约为5 000万。整体上ISH患病率随年龄增加而增加，尤其是40岁以后更为明显。在40岁前，男性高于女性；40岁之后，女性高于男性。见图2-1-1（8）。

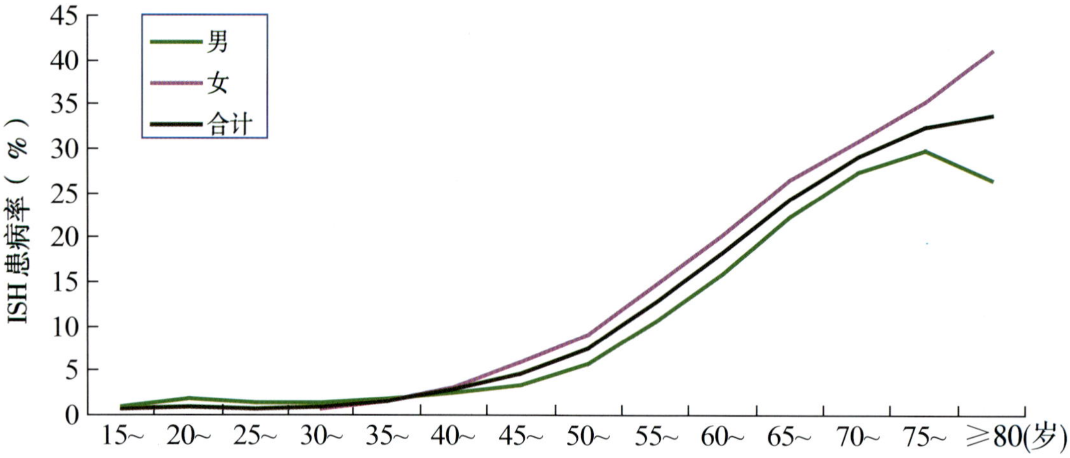

图2-1-1（8） 中国人群不同年龄组ISH标化患病率[23]

注：各年龄组患病率均调整地区构成。

而对于成年高血压患者而言，不同年龄段女性的ISH患病率要高于男性。见图2-1-1（9），这与我国成年人群高血压患病率的特点不完全一致。

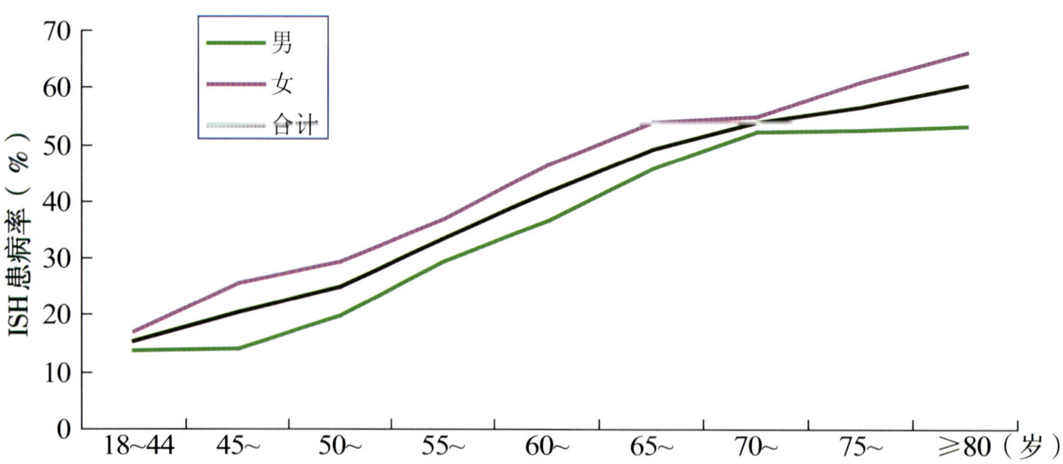

图2-1-1（9） 不同年龄组成年高血压患者ISH标化患病率[23]

注：各年龄组患病率均调整地区构成。

2.1.1.5 人群血压水平

根据2002年中国居民营养与健康状况调查的结果[24]，我国人群的平均血压水平随年龄的增加而增加。在45岁前，男性的收缩压高于女性，之后，则女性收缩压高于男性。尽管女性的舒张压水平在各年龄段均低于男性，但45岁以后这种差距在缩小。见表2−1−1（4）。

表2-1-1（4）　中国15～74岁人群平均血压水平

年龄（岁）	收缩压（mmHg）		舒张压（mmHg）	
	男	女	男	女
15～24	112.4	107.6	71.9	69.8
25～34	115.7	109.4	75.6	71.5
35～44	118.4	114.8	78.1	74.9
45～54	122.9	123.1	80.0	78.3
55～64	129.3	130.4	80.7	79.1
65～74	135.2	136.8	79.8	78.7

2002年中国居民营养与健康状况调查有关不同民族的高血压分析数据[3]显示，在可用于分析的15岁及以上人群152 683份资料中，满族男性、女性的平均收缩压水平最高，分别为126.2mmHg和125.7mmHg；而藏族男性、女性的平均舒张压水平最高，分别为85.7mmHg和81.6mmHg。见表2−1−1（5）。

2009年西藏地区（海拔4 300米）年龄在40岁及以上牧民的血压水平见表2−1−1（6）[15]。

表2-1-1（5）　中国不同民族15岁及以上人群平均血压水平

民族	收缩压（mmHg）		舒张压（mmHg）	
	男	女	男	女
汉族	123.3	120.3	78.6	75.9
蒙古族	123.3	123.3	78.2	77.1
回族	120.4	118.3	78.2	75.3
藏族	124.8	117.0	85.7	81.6
苗族	116.2	111.0	73.0	69.7
壮族	123.8	116.7	77.4	72.7
布依族	119.7	117.3	77.1	73.5
满族	126.2	125.7	79.4	77.7
土家族	122.6	121.0	74.4	73.1
其他民族	118.2	114.3	76.9	74.6
合计	123.1	120.0	78.5	75.7

表2-1-1（6）2009年西藏地区(海拔4 300米)
年龄在40岁及以上牧民的血压水平(mmHg)

年龄（岁）	男性			女性			合计		
	人数	收缩压	舒张压	人数	收缩压	舒张压	人数	收缩压	舒张压
40～49	127	135.6±23.2	89.6±14.4	159	126.1±18.8	82.4±10.3	286	130.3±21.4	82.4±10.3
50～59	72	155.7±29.1	101.2±15.3	85	137.3±24.1	87.7±12.9	157	145.7±28.0	87.7±12.9
60～69	67	161.1±33.8	98.8±17.7	90	157.0±29.8	95.0±17.3	157	158.8±31.5	95.0±17.3
≥70	35	182.8±31.1	102.6±10.9	66	170.8±30.1	98.7±14.5	101	170.8±30.1	98.7±14.5
合计	301	151.6±32.2	95.9±16.0	400	142.8±30.1	89.0±14.0	701	142.8±30.1	89.0±14.

2.1.1.6 高血压知晓率、治疗率、控制率

根据2002年调查[25]，我国人群高血压知晓率为30.6%，治疗率为24.7%，控制率为6.1%；对于接受治疗的患者，控制率达到25%。随着年龄的增加，知晓率、治疗率和控制率都在升高，而且城市高于农村。见表2–1–1（7）。

表2-1-1（7） 我国高血压患者知晓率、治疗率和控制率（%）

	年龄组	城市	乡村	合计
知晓率	18～	17.8	11.6	13.6
	45～	40.8	25.1	31.0
	60～	48.5	26.8	37.6
	合计	41.1	22.5	30.2
治疗率	18～	11.8	7.9	9.1
	45～	34.1	19.4	25.0
	60～	43.1	21.3	32.2
	合计	35.1	17.4	24.7
控制率	18～	4.2	2.1	2.7
	45～	10.0	3.8	6.2
	60～	11.3	3.9	7.6
	合计	9.7	3.5	6.1
治疗控制率	18～	36.3	26.8	30.7
	45～	29.7	20.2	25.2
	60～	26.6	19.1	24.1
	合计	28.2	20.4	25.0

2007年我国15～69岁居民高血压患病知晓率、治疗率、控制率分别为32.7%、27.5%和11.6%[26]。

有研究[27]观察了26 655例医院门诊高血压患者的控制状况。经药物治疗4周、12周后，血压达标率分别为50.2%及56.7%。不同高血压类型患者治疗达标率不同。不同危险分层患者治疗达标率也有差异，随危险分层增高，达标率依次下降。糖尿病、肾病患者达标率显著低于平均达标水平。见表2-1-1（8）。

表2-1-1（8）　不同时期不同特征门诊高血压患者的达标率（%）

治疗周数	ISH	IDH	SDH	低危	中危	高危	很高危	糖尿病	肾病	合计
4	56.0	69.1	48.1	84.6	69.6	43.7	40.9	18.9	27.7	50.2
12	57.9	72.6	55.6	93.9	79.5	54.1	49.9	30.3	45.5	56.7

ISH：单纯收缩期高血压，IDH：单纯舒张期高血压，SDH：混合型高血压。

根据部分地区的调查结果来看，农村地区高血压的知晓率、治疗率和控制率要低于城市，而且不同地区差异较大。见表2-1-1（9）。

表2-1-1（9）　不同地区高血压控制状况调查

	广东[29]	辽宁[28]	山东[6]	徐州[11]	西藏[15]	辽宁[17]
调查年	2002	2005～2007	2007	2008	2009	2009～2010
调查人数	13 889	45 925	16 364	17 500	701	25 196
调查对象	常住居民	农村居民	农村居民	常住居民	牧民	常住居民
年龄（岁）	≥20	≥35	≥25	20～75	40～89	18～74
知晓率（%）	31.3	29.5	26.2	42.19	19.9	42.9
治疗率（%）	26.1	20.2	22.1	34.12	2.6	28.2
控制率（%）	9.3	0.9	3.9	9.27	0.3	3.7
治疗控制率（%）	34.9	4.5	—	—	—	12.9

2009年在92家三甲医院对5 086例就诊于心内科、肾内科、内分泌科门诊的18岁及以上高血压患者进行流行病学调查[30]显示，调查人群血压达标率为30.6%，其中单纯高血压患者的达标率为45.9%，伴发冠心病、糖尿病及肾功能不全时达标率分别为31.3%、14.9%和13.2%。我国门诊高血压患者达标率较过去的调查结果有所上升，但仍然较低。

12组可比人群资料分析了知晓率、治疗率和控制率的动态变化[31]。结果2004～2005年期间高血压知晓率、治疗率和控制率分别达到48.4%、38.5%和9.5%，与其他两个时期比较均有明显增加。在接受治疗的高血压患者中，不同时期的控制率分别为12.2%、19.2%、24.0%。见图2-1-1（10）。

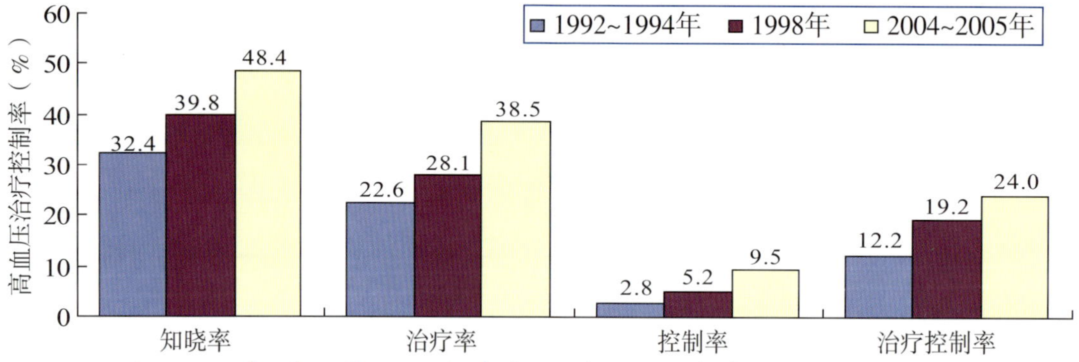

图2-1-1（10） 中国12组中年人群不同时期高血压控制状况

2.1.1.7 高血压患病率的影响因素

年龄是高血压不可改变的危险因素，无论男性、女性，随着年龄的增高，高血压患病率的风险成倍上升。如与男性15～24岁年龄组的风险相比，65～74岁组的风险要达到22倍。对于女性而言，相同年龄组比较，风险高达57倍[25]。就不同年龄段性别间的相对风险看，45岁前男性风险高于女性；45岁之后，女性高于男性[25]。

有高血压病家族史的患病风险是没有家族史者的2倍，饮酒精量越高风险越高。相对于正常体重者来说，超重、肥胖者患病风险增高。无论甘油三酯、胆固醇、还是高密度脂蛋白胆固醇，只要异常其患病风险就高于正常者[25]。

一项针对高血压患者子代亲属高血压患病率及影响因素的调查结果显示[32]，有高血压家族史的人群高血压的患病率明显高于没有家族史的人群，对有家族史的人来说，超重、肥胖、吸烟、饮酒、高盐饮食会增加患高血压病的风险。见表2−1−1（10）。

表2-1-1（10）高血压患者患病危险因素分析

危险因素	检出率（%）		OR（95%CI）
	对照组	子代组	
超重+腹型肥胖	17.14	30.87	3.11（2.23,3.91）
饮酒	13.21	29.23	2.28（1.14,3.76）
吸烟	10.71	23.65	2.11（1.15,3.77）
高盐饮食	31.43	33.33	3.83（2.17,4.21）

2003～2004年山东胜利油田20家社区医院30～70岁的26 681名患者的调查显示[33]，BMI和饮酒能相互影响单纯收缩期高血压，特别是超重和肥胖的病人。见表2−1−1（11、12）。

表2-1-1（11） 根据BMI分类不同饮酒量各类高血压的患病风险

OR（95%CI）	ISH	IDH	SDH
BMI<25			
适度饮酒	1.05(0.90,1.22)	1.38(1.21,1.59)	1.20(1.07,1.34)
过度饮酒	1.56(1.28,1.89)	2.17(1.83,2.58)	2.49(2.19,2.84)
25≤BMI<30			
适度饮酒	0.79(0.66,0.94)	1.39(1.20,1.60)	0.98(0.87,1.10)
过度饮酒	0.92(0.75,1.14)	1.93(1.63,2.27)	1.57(1.38,1.79)
BMI≥30			
适度饮酒	0.70(0.41,1.19)	1.22(0.82,1.84)	0.77(0.57,1.04)
过度饮酒	1.66(0.96,2.87)	2.54(1.63,3.98)	1.64(1.16,2.34)

注：ISH-单纯收缩期高血压，IDH-单纯舒张期高血压,SDH-合并高血压，每一类BMI都是以血压正常且不饮酒组作为参照组

表2-1-1（12） 根据饮酒分类不同饮BMI各类高血压的患病风险

OR（95%CI）	ISH	IDH	SDH
不饮酒			
25≤BMI<30	2.27(1.99,2.59)	2.40(2.11,2.73)	2.98(2.71,3.29)
BMI≥30	2.74(1.99,3.76)	3.68(2.77,4.89)	6.71(5.51,8.17)
适度饮酒			
25≤BMI<30	1.69(1.40,2.04)	2.42(2.07,2.82)	2.43(2.14,2.77)
BMI≥30	1.82(1.16,2.84)	3.23(2.34,4.46)	4.32(3.34,5.58)
过度饮酒			
25≤BMI<30	1.33(1.03,1.71)	2.13(1.74,2.61)	1.87(1.60,2.19)
BMI≥30	2.94(1.81,4.78)	4.34(2.95,6.39)	4.49(3.26,6.18)

注：ISH-单纯收缩期高血压，IDH-单纯舒张期高血压，SDH-合并高血压

每一类饮酒都是以血压正常且BMI<25组作为参照组

2008年上海长宁区35～91岁19 519名社区人群的调查显示[34]，年龄、男性、体质指数高、嗜盐、家庭收入高、高血压家族史及本人高脂血症史是高血压患病的主要危险因素。见表2–1–1（13）。

表2-1-1（13） 上海居民不同危险因素高血压的患病风险

危险因素	危险因素水平	患病率（%）	OR（95%CI）
性别	男	39.12	1.0
	女	40.49	1.064（1.060,1.068）
家庭年收入	5万以下	41.58	1.0
	5～10万	32.39	2.349(1.559,3.540)
	10万以上	16.15	2.462(1.620,3.742)
摄盐量	<6g/d	36.24	0.888(0.832,0.947)
	6～12g/d	44.11	1.0
	>12g/d	54.54	1.117(1.016,1.22)
高血压家族史	无	33.92	1.0
	有	51.30	1.831(1.722,1.947)
高脂血症	无	39.00	1.0
	有	72.67	1.507(1.329,1.708)

2009年福建省20～80岁5 523名畲族人群的调查显示[35]，超重/肥胖、饮酒、糖尿病、血脂异常危险因素的人群是高血压前期和高血压患病的主要危险因素，其中，同时有3个以上危险因素者的患病风险是没有危险因素者的将近10倍。见表2-1-1（14）。

表2-1-1（14） 畲族不同危险因素个数高血压的患病风险

危险因素个数	高血压前期	高血压
	调整OR(95%CI)	调整OR(95%CI)
0	1.0	1.0
1	1.65(1.35～2.02)	1.96(1.52～2.53)
2	2.21(1.77～2.76)	3.72(2.85～4.86)
≥3	3.74(2.75, 5.07)	9.73(6.94～13.64)

注：调整OR值根据年龄、性别、教育程度、吸烟状况、高血压家族史等校正后的OR值。

2.1.2 继发性高血压

继发性高血压的患病率缺乏大样本资料，估计约占高血压病的5%～10%。有研究报道[36]在4年间的2 274例年龄在14～92岁的住院高血压患者中，继发性高血压占14%，亚类的具体构成情况见图2-1-2（1）。对于确诊高血压的病人，必须仔细询问病史，认真进行体格检查，有针对性地进行实验室检查，尤其是对于年轻人，更要积极寻找引起高血压的原因，特别是对于药物治疗效果不好的病人，继发性高血压的可能性较大。继发性高血压与高血压病的治疗方法不尽相同，有些继发性高血压经过去除病因或手术治疗，高血压可得到根治。因此，在临床工作中，症状性高血压与高血压病的鉴别对及时正确地治疗很重要。

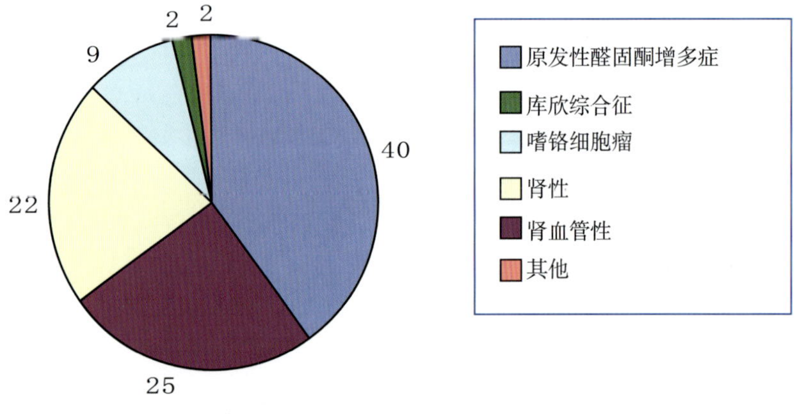

图2-1-2（1） 住院患者继发性高血压的亚型分布（%）

另有研究报道[37]在10年间的245例住院继发性高血压患者(阻塞性睡眠呼吸暂停综合征除外)中，其病因构成见图2-1-2（2）。

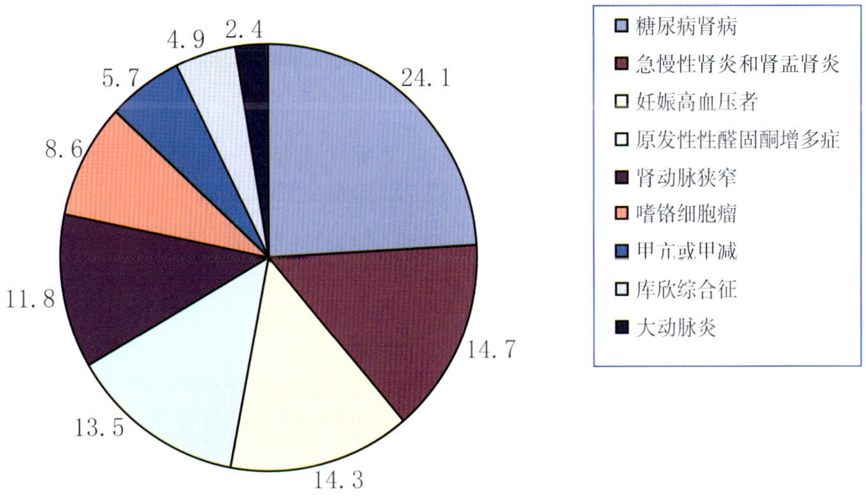

图2-1-2（2）245例住院继发性高血压患者的亚型分布（%）

李南方等人[38]对1999～2008年10年间7 809例高血压住院患者的病因构成进行了分析，继发性高血压占24.9%，其中，阻塞性睡眠呼吸暂停综合征和原发性醛固酮增多症所占比例最高。2008年和1999年继发性高血压所占的比例分别为39.3%、9.5%。10年间继发性高血压所占的比例逐年升高。

2.1.3 儿童高血压

2.1.3.1 中国儿童青少年血压参照标准

2010年，中国儿童血压参照标准研制合作组依据大陆地区11个省市11余万3～18岁儿童青少年以听诊法测量的血压数据，使用国际通用的LMS方法，研制产生《中国儿童青少年血压参照标准》[39]。见表2-1-3（1、2），该标准采用国际上统一定义的P90、P95、P99作为诊断“正常高值血压”、“高血压”和“严重高血压”标准。

表2-1-3（1）中国男性儿童血压评价标准（mmHg）

年龄（岁）	SBP			DBP-K4			DBP-K5		
	P_{90}	P_{95}	P_{99}	P_{90}	P_{95}	P_{99}	P_{90}	P_{95}	P_{99}
3	102	105	112	66	69	73	66	69	73
4	103	107	114	67	70	74	67	70	74
5	106	110	117	69	72	77	68	71	77
6	108	112	120	71	74	80	69	73	78
7	111	115	123	73	77	83	71	74	80
8	113	117	125	75	78	85	72	76	82
9	114	119	127	76	79	86	74	77	83
10	115	120	129	76	80	87	74	78	84
11	117	122	131	77	81	88	75	78	84
12	119	124	133	78	81	88	75	78	84
13	120	125	135	78	82	89	75	79	84
14	122	127	138	79	83	90	76	79	84
15	124	129	140	80	84	90	76	79	85
16	125	130	141	81	85	91	76	79	85
17	127	132	142	82	85	91	77	80	86

注：正常高值血压定义，SBP和（或）DBP≥P_{90}～<P_{95}，或12岁及以上儿童，SBP和（或）DBP≥120/80mmHg；高血压，SBP和（或）DBP≥P_{95}～<P_{99}；严重高血压，SBP和（或）DBP≥P_{99}。

表2-1-3（2）中国女性儿童血压评价标准（mmHg）

年龄（岁）	SBP			DBP-K4			DBP-K5		
	P_{90}	P_{95}	P_{99}	P_{90}	P_{95}	P_{99}	P_{90}	P_{95}	P_{99}
3	101	104	110	66	68	72	66	68	72
4	102	105	112	67	69	73	67	69	73
5	104	107	114	68	71	76	68	71	76
6	106	110	117	70	73	78	69	72	78
7	108	112	120	72	75	81	70	73	79
8	111	115	123	74	77	83	71	74	81
9	112	117	125	75	78	85	72	76	82
10	114	118	127	76	80	86	73	77	83
11	116	121	130	77	80	87	74	77	83
12	117	122	132	78	81	88	75	78	84
13	118	123	132	78	81	88	75	78	84
14	118	123	132	78	82	88	75	78	84
15	118	123	132	78	82	88	75	78	84
16	119	123	132	78	82	88	75	78	84
17	119	124	133	79	82	88	76	78	84

注：正常高值血压定义，SBP和（或）DBP≥P_{90}～<P_{95}，或12岁及以上儿童，SBP和（或）DBP≥120/80mmHg；高血压，SBP和（或）DBP≥P_{95}～<P_{99}；严重高血压，SBP和（或）DBP≥P_{99}。

2.1.3.2 儿童高血压患病率

由于采用不同的筛查策略，各研究报告的儿童高血压患病率差异很大。国内绝大多数的流行病学调查结果是根据一个时点（指一日多次测量）的血压测量结果，报告的高血压患病率较高。2004年，美国国家高血压教育项目（NHBPEP）儿童青少年工作组在关于儿童高血压诊断、评估和治疗的第四次报告[40]中规定：儿童高血压的诊断需要满足非同日三个或以上时点平均SBP和/或DBP≥同性别、年龄和身高的P_{95}。近年，国内采用多时点筛查策略报告的儿童高血压患病率的数据逐渐增多。因此，在报告儿童青少年高血压患病率（检出率）时，应同时报告采用的筛查策略，以利于进行数据之间的比较。

（1）儿童高血压患病率变化趋势

中国健康和营养调查（CHNS）于1991年、1993年、1997年、2000年和2004年在全国7个省市对6～17岁儿童青少年血压进行调查，采用《中国儿童青少年血压参照标准》诊断[39]，一个时点的筛查策略报告的高血压患病率呈现持续上升趋势。见图2-1-3（1），从1991年的7.1%上升到2004年的14.6%，年平均上升速度为0.58%[41]。

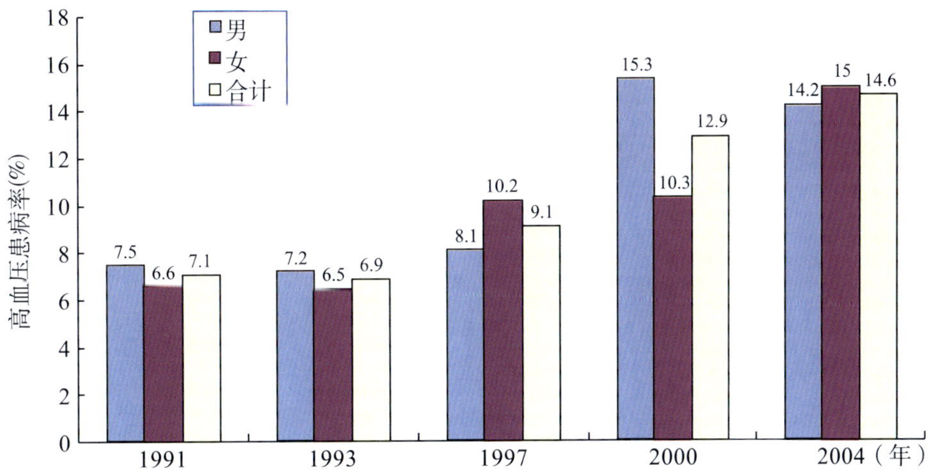

图2-1-3（1）1991～2004年中国6～17岁儿童青少年高血压患病率变化趋势

（2）不同地区儿童高血压患病率

表2-1-3（3）显示近年相继在北京、长沙、长江三角洲和香港等地区采用一个时点筛查策略开展的儿童青少年高血压的流行病学调查方法和结果。其中，来自大陆地区的调查结果均采用《中国儿童青少年血压参照标准》[39]进行高血压的诊断，香港的调查使用Sung等基于对14 842名6～18岁儿童使用示波技术测量的血压数据研制出的血压参照标准[47]。

表2-1-3（3）不同地区儿童高血压患病率

调查地区	调查时间(年)	年龄（岁）	DBP	样本量	测量方法	患病率%
北京[42]	2009~2010	3~18	K4	6 692	听诊法	18.2
长沙[43]	2009	12~17	K4	8 8947	听诊法	正常高值：7.6 高血压：3.1
六个东部城市[44]	—	7~13	K5	8 898	听诊法	11.1
香港[45]	2006	15.2±1.9	—	6 193	示波法	9.54
长江三角洲[46]	2008~2009	6~18	—	4 935	听诊法	17.9

（3） 不同筛查策略的儿童高血压患病率

2006年，Leung等对香港地区6 193（男3 074人，49.6%）名6~18岁汉族儿童采用非同日三个时点的筛查策略筛查高血压[45]，结果显示：第一、二、三时点的高血压检出率分别为9.54%、2.77%和1.44%，第一时点高血压的检出率是第三时点的6.6倍。

2009~2010年，Meng对北京6 692（男3 327人，49.7%）名3~18岁儿童进行非同日三个时点的高血压患病率的调查[42]，采用听诊法测量血压，记录K4为DBP，采用《中国儿童青少年血压参照标准》[39]评价血压状态，调查结果：第一、二、三时点的高血压检出率分别为18.2%、5.1%和3.1%。见图2–1–3（2），第一时点高血压的检出率是第三时点的5.9倍。

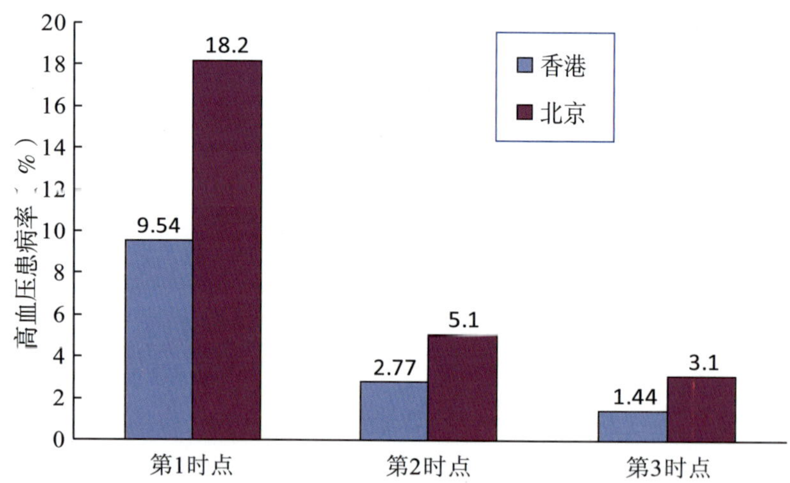

图2-1-3（2）香港、北京地区非同日三个时点的儿童高血压患病率

上述结果显示，采用非同日多时点的筛查策略可以大幅度降低流行病学调查中儿童高血压诊断的假阳性率，尽管两地采用的血压测量方法不同，患病率也不同，但高

血压检出率随检测时点增多而下降的规律高度一致，与第一时点相比，第二时点检出率的下降幅度超过70%，第三时点的下降幅度约80%。因此，在开展儿童青少年高血压的流行病学调查时，应至少采用两个时点的筛查策略。

2.1.3.3儿童高血压的影响因素

（1）超重与肥胖

肥胖与儿童高血压存在密切关系。对参加2005年山东省学生体质调研项目的8 555（男4 325人，50.6%）名汉族学龄儿童的血压和体重状态数据进行分析，结果显示：各年龄组超重、肥胖儿童的血压水平均高于正常体重组，差异有统计学意义[48]。见图2−1−3（3a、3b）。

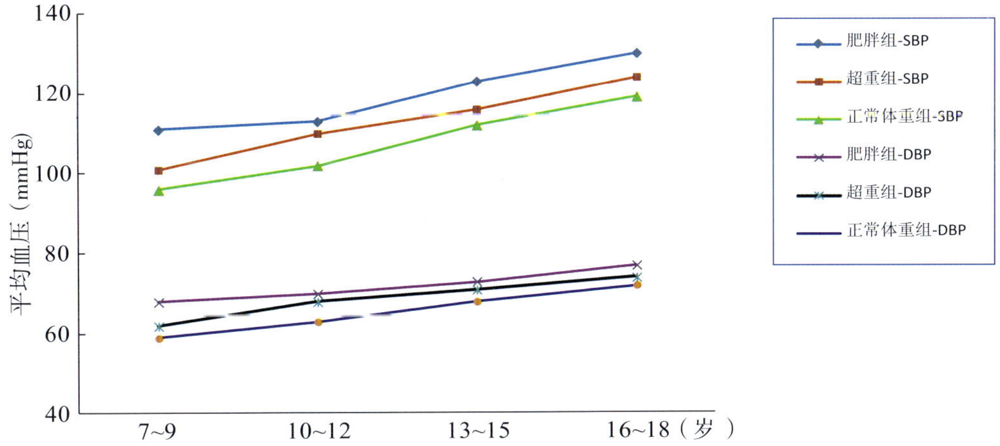

图2-1-3（3a）不同年龄组中不同体重状态儿童的血压水平（男）

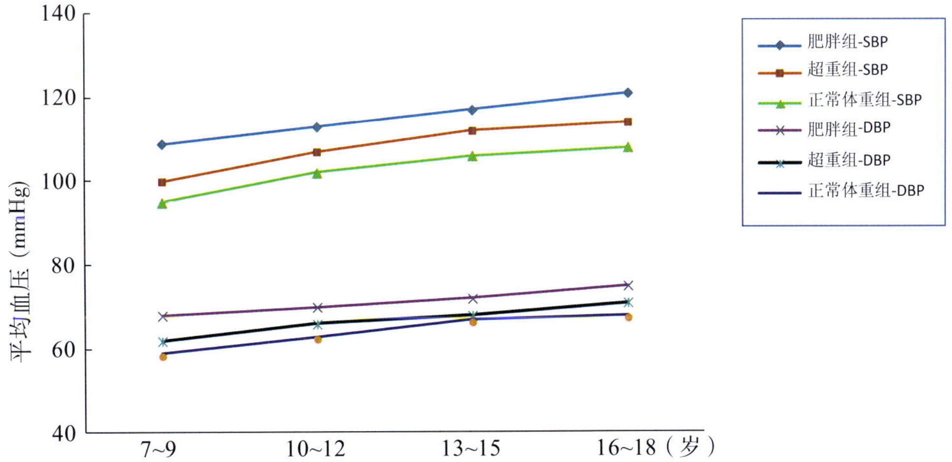

图2-1-3（3b）不同年龄组中不同体重状态儿童的血压水平（女）

2012年发表的哈尔滨、北京、济南、上海、重庆和广州6个城市的多中心儿童血压调查数据[44]，采用听诊法、记录K5为DBP和一个时点的筛查策略，测量8 898（男4 580，51.5%）名3～17岁儿童血压及身高和腰围等指标，其中，高血压采用《中国儿童青少年血压参照标准》诊断，结果显示：肥胖、超重、正常体重组儿童高血压的患病率分别为29.1%、17.4%、7.8%；腹型肥胖、非腹型肥胖儿童高血压患病率分别为27.9%、8.4%。调整年龄、性别、经济水平、父母学历和青春期等因素后，超重、肥胖儿童患高血压的风险是正常体重儿童的2.9倍（OR=2.9，95%CI：2.3～3.6）和6.0倍（OR=6.0，95%CI：4.9～7.4）；腹型肥胖儿童患高血压风险是非腹型肥胖的4.6倍（OR=4.6，95%CI:3.8～5.5）。见图2-1-3（4）。

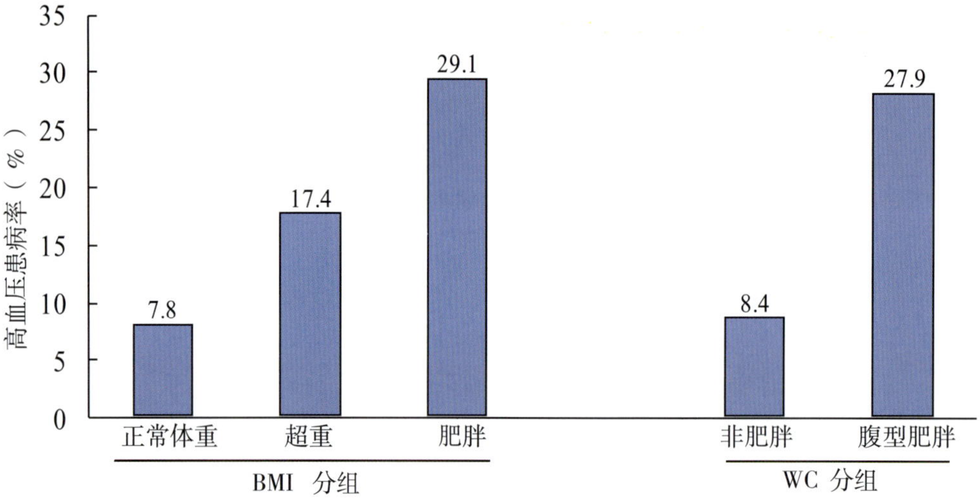

图2-1-3（4）不同体重状态儿童高血压患病率

Leung等分析香港地区6 193名（15.2±1.9岁）儿童高血压的影响因素，调整年龄、性别、BMI、睡眠时间后，腰围>P85组的高血压的患病风险是腰围≤P85组的2.4（OR=2.37，95%CI：1.13～4.99）倍[45]。

马军等利用2005年全国学生体质调研231 227名7～18岁学龄儿童体质健康调查数据，分析体重、BMI、身高与血压之间的关联性，结果显示[49]：儿童体重、BMI、身高与血压相关，调整年龄后，BMI每增加1个标准差（SD），男生SBP和DBP-K5分别增加3.70(95%CI:3.64～3.76)mmHg和2.02(95%CI:1.97～2.07) mmHg；女生SBP和DBP-K5分别增加2.63(95%CI:2.57～2.69) mmHg和1.61(95%CI:1.56～1.66) mmHg。调整年龄和身高后，体重每增加1个标准差（SD），男生SBP和DBP分别增高3.96(95%CI:3.88～4.04) mmHg和2.00（95%CI:1.93～2.07）mmHg；女生SBP和DBP分别增高2.92(95%CI:2.84～2.99) mmHg和1.73(95%CI:1.66～1.80)mmHg。调整年龄和体重后，身高每增加1个标准差（SD），男生SBP和DBP分别增高0.27

(95%CI:0.19～0.35) mmHg和0.55(95%CI:0.48～0.62) mmHg；女生SBP和DBP分别增高0.10 (95%CI:0.03～0.17) mmHg和0.31(95%CI:0.24～0.37) mmHg。中国儿童体重和BMI变化对血压的影响大于身高的作用。见图2-1-3（5）。

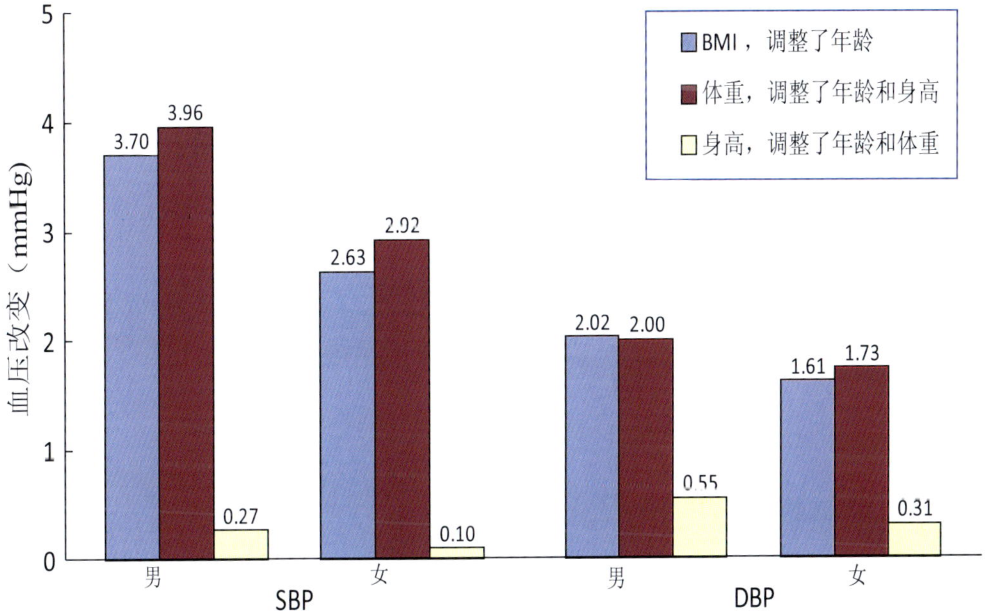

图2-1-3（5）儿童血压水平随BMI、体重和身高的变化

注：BMI、体重、身高分别每增加1个标准差（SD）后SBP、DBP上升的水平（mmHg）。

（2）血糖和脂代谢异常

哈尔滨、北京、济南、上海、重庆和广州6个城市多中心儿童血压调查结果[44]还显示：调整年龄、性别、BMI、经济水平，父母受教育文化程度和青春期后，高TG、高血糖、代谢综合征、高HOMR-IR组儿童发生高血压的风险要高于正常儿童。

（3）高血压家族史

北京市儿童青少年代谢综合征研究课题组于2004年，采用一个时点筛查策略测量19 088（男9 319，48.8%）名6～17岁儿童血压水平，分析儿童高血压与父母高血压的关联性，结果表明[50]：“双亲均无高血压”、“父亲高血压”、“母亲高血压”、“双亲高血压”4组儿童的高血压患病率分别为8.72%、13.83%、12.60%和11.50%（P<0.001）。见表2-1-3（4）。

表2-1-3（4）儿童高血压与双亲高血压病史的关联

高血压史	高血压患病率（%）	OR(95%CI)
双亲无高血压史	8.72	1
父亲高血压	13.83	1.68（1.39～2.06）
母亲高血压	12.6	1.56（1.16～2.09）
双亲高血压	11.5	1.27（0.67～2.41）

Meng等于2010年对6 692名3～18岁北京儿童的血压横断面调查分析发现[42]，父或母一方有高血压史的儿童，其子女发生高血压的风险是双亲无高血压史的1.80倍（OR=1.80,95%CI:1.15～2.81）。

除以上因素外，膳食因素（高盐、高脂）、活动量小和心理压力等都可能是儿童高血压的影响因素。

2.1.3.4 儿童期血压水平对成年高血压及靶器官损害的预测意义

（1）儿童期血压水平与成年高血压

2004年，北京儿童高血压队列研究（BBS）课题组对于1987年参加基线血压测量的412名学龄儿童（6～18岁）进行18年后的随访研究，发现：基线被诊断为高血压（SBP/DBP≥P_{95}）的儿童中，42.9%成年后发展为成年高血压患者。见图2-1-3（6）。在控制年龄、性别、成人身高和BMI等因素后，该组儿童在成年后罹患高血压的风险是基线血压正常儿童的4.63倍(OR=4.63，95%CI：2.09～10.25)[51]。

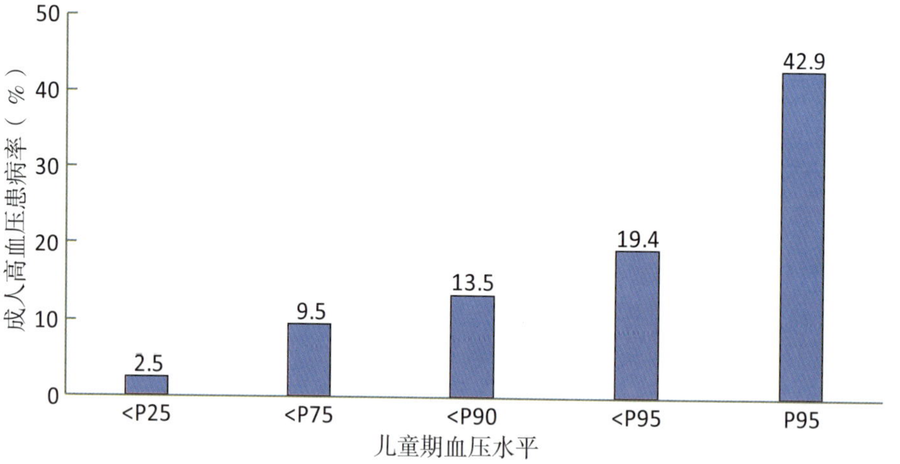

图2-1-3（6）基线（1987年）血压状态与成年期（2004年）高血压患病率

陕西“汉中儿童高血压队列研究”18年随访结果发现[52]，儿童期血压偏高人群，成人后有28.0%发展为高血压，显著高于童年期血压正常者（4.1%），（RR=6.88，P<0.01）。

（2）青春期高血压与成年高血压

北京BBS课题组对儿童血压的18年随访研究发现[53]：青春期是联系儿童血压水平与成年高血压环节中的效应修正因子，控制年龄、性别、高血压家族史、儿童和成人期BMI后，青春前期（男睾丸发育和女乳房发育处于Tanner Ⅰ期）的高血压儿童（BPs≥P95）成年后罹患高血压的风险（OR）是血压正常儿童（BPs＜P90）的是血压正常儿童的2.71倍（95%CI：0.83～8.85）；而青春期（Tanner Ⅱ期及以后）高血压的风险（OR）高达10倍（95%CI：3.03～33.07）。

（3）儿童期高血压与成年心肾功能损害

北京BBS研究对18年后随访的人群进行包括超声心动图、肾功能、尿微量白蛋白等检测，结果显示[54]：儿童至成年持续高血压组人群出现心、肾功能损害的风险比血压始终正常人群增加3倍(OR=4.07，95%CI:1.47～11.27)。

陕西汉中儿童高血压队列历时18年的队列研究，对随访人群成年后的血流介导的肱动脉扩张性（FMD）和动脉弹性进行检测评价，结果显示[52]：儿童期高血压组的成年期FMD（0.103±0.04 mm）显著低于儿童期血压正常组人群（0.117±0.05 mm），差异有统计学意义（P＜0.05）；前组人群的动脉弹性指数C2（12.93±3.31 ml/mmHg×10）也小于儿童期血压正常组（15.21±4.11ml/mmHg×10），P＜0.01。

上述来自前瞻性的研究结果提示，高血压的防治应该从儿童期开始。

2.2 吸烟

2.2.1 吸烟流行状况

（1）吸烟状况

从1984年以来，我国男性吸烟率一直属于世界上最高的几个国家之一。自1996～2002年男性吸烟率有所下降，但从2002～2010年吸烟率的下降幅度很小。2010年全球成人烟草调查(GATS)–中国项目（覆盖28省人群）调查显示，我国15岁及以上男性总吸烟率为62.8%,现在吸烟率52.9%，男性吸烟者总数达3.4亿，现在吸烟者2.9亿；女性总吸烟率为3.1%，现在吸烟率为2.4%，女性吸烟者总数为1 639万，现在吸烟者1 046万。与1996年及2002年相比，男性吸烟率虽有微弱的下降，但标化吸烟率没有变化。据此推算，我国15岁以上总吸烟人数为3.56亿，较2002年有所上升，现在吸烟者人数近3.1亿，变化不大。1996~2002年，除低年龄组人群外，多数年龄组人群吸烟率均出现不同程度的下降。2002~2010年，40~59岁年龄组人群现在吸烟率出现了上升趋势。虽然女性总体吸烟率仍相对较低，但年轻女性吸烟率呈上升趋势。全人群吸烟率农村人群明显高于城市人群（29.8% vs 26.1%）；男性吸烟率农村高于城市（56.1% vs 49.2%），女性吸烟率城市高于农村（2.6% vs 2.2%）。见表2-2-1(1、2)[55,56,57,58]及图2-2-1（1、2）。

表2-2-1（1） 全国15岁及以上人群四次吸烟率调查结果的比较

调查时间（年）	调查人数	年龄（岁）	男性吸烟率（%）	女性吸烟率（%）	男女合计（%）
1984	519 600	15～	61.0	7.0	33.9
1996	122 700	15～	66.9	4.2	37.6
2002	16 056	15～69	66.0	3.08	35.8
2010	13 354	15～69	52.9	2.4%	28.1

注：四次调查，吸烟的定义有所差异：

1984全国吸烟抽样调查，“吸烟者”定义为现在吸烟，平均每天吸烟1支以上，且连续1年以上。

1996年全国吸烟行为流行病学调查，“吸烟者”的定义现在吸烟，连续或累计吸烟6个月及以上者。

2002年中国人群吸烟和被动吸烟状况调查，“吸烟者”的定义为现在吸烟，连续或累积吸烟达到100支及以上者。

2010年全球成人烟草调查（GATS）-中国项目，吸烟率指现在吸烟率。

表2-2-1（2） 中国15岁及以上人群现在吸烟率流行特征—GATS, China, 2010

人口学特征	男女合计%	男性吸烟率%	女性吸烟率%
总吸烟率	28.1	52.9	2.4
年龄组			
15～24岁	17.9	33.6	0.7
25～44岁	31.0	59.3	1.6
45～64岁	33.6	63.0	3.2
≥65岁	22.7	40.2	6.7
城乡			
城市	26.1	49.2	2.6
农村	29.8	56.1	2.2

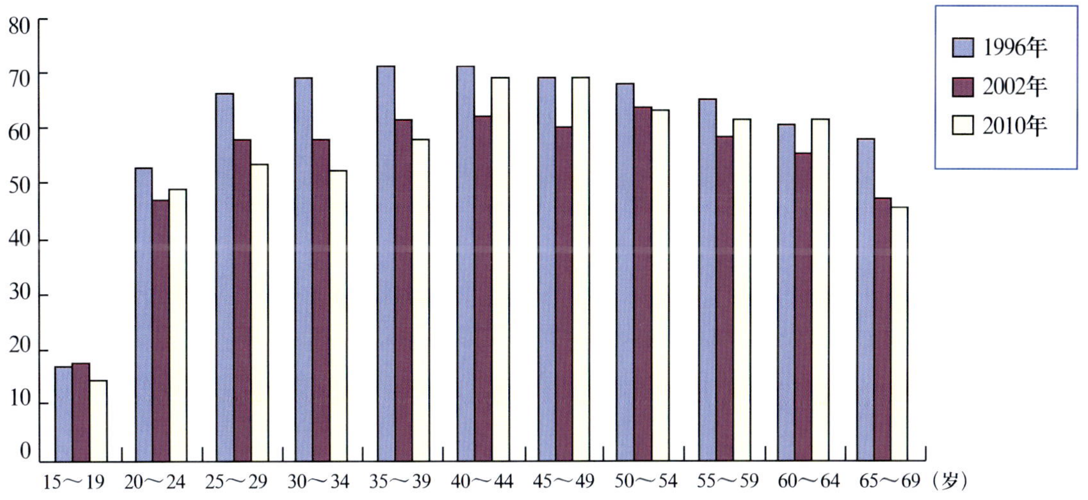

图2-2-1（1）中国不同年份15岁及以上男性人群年龄别现在吸烟率（%）

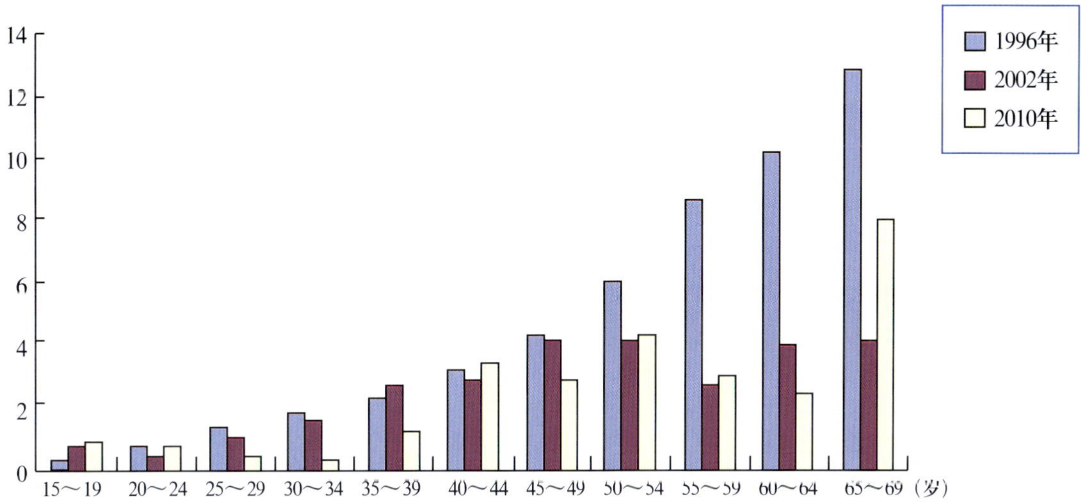

图2-2-1（2）中国不同年份15岁及以上女性人群年龄别现在吸烟率（%）

2002～2010年中国男性医生和教师的吸烟率下降

1996年和2002年中国男性医师和教师的吸烟率均超过50% [55,65]。2010年GATS调查，15～69岁人群中，男性医务人员和教师的现在吸烟率分别为40%和36.5%，下降幅度较明显[57]。但中国仍是世界上男性医生吸烟率最高的国家之一[55,57,58]。

中国青少年吸烟情况同样不容乐观

2005年全国调查发现，11～23岁的大中学生中，男性和女性尝试过吸烟的比例分别为50.9%和23.0%，男女生现在吸烟率分别为22.4%和3.9%。男生中，现在吸烟率随年龄增长而迅速升高[59]。我国青少年吸烟呈现低龄化倾向。在曾吸过烟的男女生中，第一次吸完一整支烟时13岁的比例分别为55.9%和57.0%[57]。2010年GATS调查的数据：20～34岁的现在吸烟者中，52.7%在20岁以前就成为每日吸烟者[57]。

（2）被动吸烟状况

1996年、2002年、2010年三次调查结果显示：中国近十几年的二手烟暴露水平基本没有变化。2002年中国非吸烟者被动吸烟的比例高达51.9%，被动吸烟者5.4亿。根据GATS调查数据估计，2010年共有7.38亿不吸烟的中国人遭受二手烟的危害[57]。见图2-2-2。

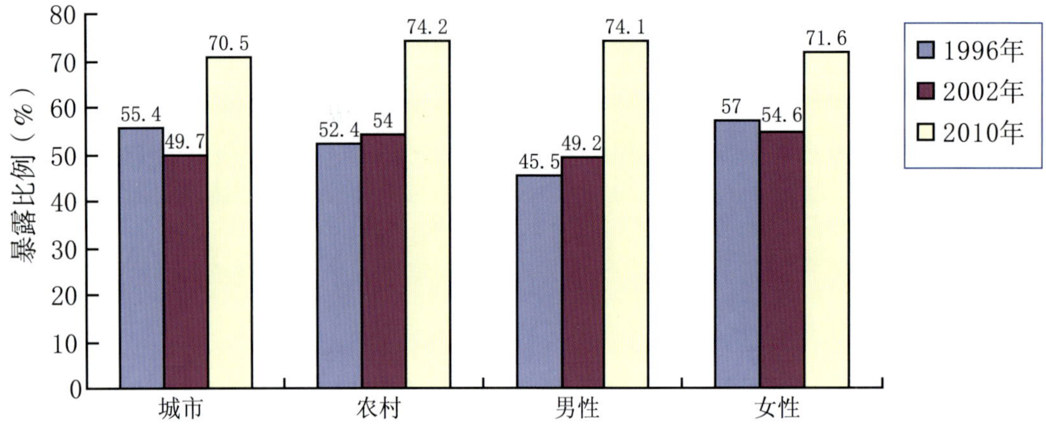

图2-2-2 中国不同年份不同人群二手烟暴露率

注：三次调查，询问“被动吸烟”的问题有差异。

1996年和2002年调查被动吸烟定义：“过去30天，你是否经常吸入吸烟者呼出的烟雾超过每天15分钟”；并定义每周至少一天以上，每天至少15分钟暴露于二手烟烟雾。

2010年GATS调查被动吸烟定义：“通常情况下，您一周接触二手烟的天数是多少？”每周至少一天以上暴露于二手烟烟雾。

2.2.2 戒烟

近年来我国15岁以上人群的戒烟率略有上升：从1996年的9.42%上升到2002年的11.5%，2010年继续上升至16.9%，戒烟人数增加了1 500万人。2010年GATS中国项目调查显示16.1%的现在吸烟者打算在未来12个月内戒烟[57]。2002年以来，不打算戒烟者的比例没有变化（2002年为44%,2010年为44.9%），高复吸率未得到改观，复吸比例1996年时为10.5%，2002年时为32.5%，2010年为33.1%[55,56,57]。

2.2.3 吸烟与被动吸烟的危害

吸烟与被动吸烟是中国成年人死亡的主要可预防的危险因素之一，中国人群的吸烟相对死亡危险（RR）及人群归因死亡风险（PAR）分别是1.23(95%CI：1.18～1.27)和7.9%；男性RR1.18（95%CI：1.13～1.23），PAR为10.0%；女性RR1.27（95%CI：1.19~1.34），PAR为3.5%[60]。据专家测算，2005年40岁以上中国成人中有67.3万例死亡归因于吸烟。见图2-2-3[61]。

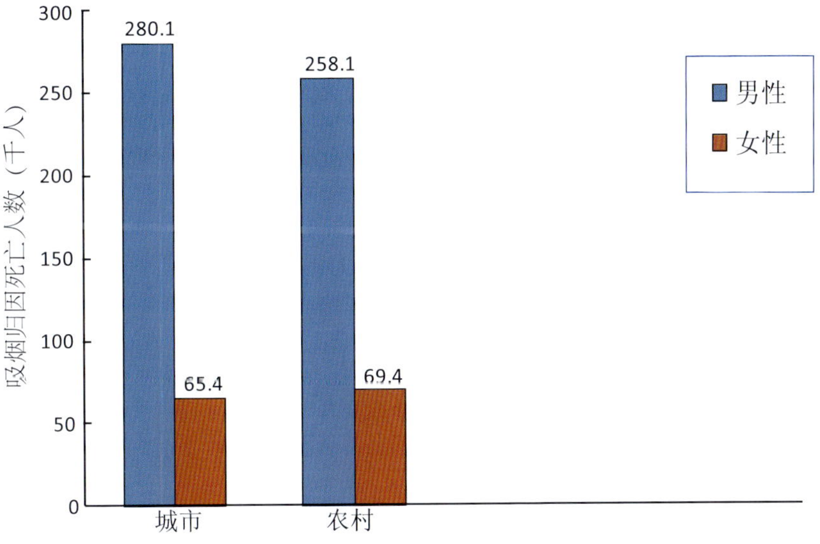

图2-2-3 2005年中国城乡男女性人群的吸烟归因死亡人数

2.2.3.1 吸烟对心脑血管等疾病发病、死亡及预后的影响

● **吸烟是心血管病的独立危险因素之一**

中国多省市心血管病危险因素队列研究，3万35～64岁人群的10年随访研究结果：吸烟是急性冠心病事件、急性缺血性卒中的独立危险因素之一。35～64岁人群中，19.9%的急性冠心病事件和11%的急性缺血性脑卒中事件归因于吸烟。多因素分析显示，吸烟者的急性冠心病事件、缺血性脑卒中事件和出血性脑卒中事件的发病危险分别是不吸烟者的1.75倍、1.37倍和1.21倍[62]。中美队列对近1万人长达15年的随访研究也取得了相似的结果：35～59岁人群中31.9%的缺血性心血管病（冠心病+缺血性脑卒中）归因于吸烟；与不吸烟者相比，男性吸烟者缺血性心血管病的发病危险增加1倍（RR=2.04），女性增加59%（RR=1.59）[63]。

● **吸烟者脑卒中发病和死亡的危险增高[64]**

1991年全国有代表性的169 871名40岁以上的成人样本人群平均随访8.3年的前瞻性队列研究结果显示：目前吸烟者脑卒中发病和死亡的相对危险（95%CI），分别是男性1.28（1.19～1.37）和 1.13（1.03～1.25）；女性1.25（1.13～1.37）和1.19(1.04～1.36)。

● **吸烟和戒烟对冠状动脉旁路移植术后远期结果的影响[65]**

对2004～2005年行CABG的2 541例患者随访4.27～6.41年（平均随访5.09年），观察患者的死亡、主要不良心脑血管事件以及心绞痛的发生情况。根据术前有无吸烟史，将患者分为不吸烟组和吸烟组（进一步分为术前戒烟亚组、术后戒烟亚组、持续吸烟亚组）。CABG术后患者持续吸烟的比例较高（22.1%）。采用Cox回归模型分析发现：CABG术后持续吸烟会增加死亡率，主要不良心脑血管事件和心绞痛发生率；戒烟可减少不良事件的发生。与不吸烟组比较，吸烟组肿瘤原因死亡(RR:2.38，95%CI:1.06～5.36)、主要不良心脑血管事件（RR:1.26，95%CI:1.01～1.57）和心绞痛（RR:1.29,95%CI:1.04～1.59)的发生风险较高；与不吸烟组比较，持续吸烟亚组全因死亡(RR:2.60,95%CI:1.53～4.46)、心因死亡（RR:2.51,95%CI:1.32～4.78）、肿瘤原因死亡（RR:5.12,95%CI:2.08～12.59）、主要不良心脑血管事件（RR:1.83,95%CI:1.42～2.34）和心绞痛(RR:1.69,95%CI:1.33～2.16)的发生风险较高；术前戒烟亚组和术后戒烟亚组的死亡、主要不良心脑血管事件和心绞痛的发生风险与不吸烟组相似（均P>0.05）。见表2-2-3（1）。

表2-2-3（1） 各组不良事件的发生情况[例（%）]

项目	不吸烟组 (n=1 016)	吸烟（n=1 441）			
		术前戒烟亚组 (n=403)	术后戒烟亚组 (n=496)	持续吸烟亚组 (n=542)	合计 (n=1 441)
全因死亡	41(4.1)	16(4.0)	15(3.0)	47(8.7)[a]	78(5.4)[a]
心因死亡	23(2.3)	8(2.0)	9(1.8)	26(4.8)[a]	43(2.9)[a]
肿瘤原因死亡	11(1.1)	4(1.0)	4(0.8)	16(3.0)[a]	24(1.7)[a]
术后植入支架	19(1.9)	10(2.5)	10(2.0)	24(4.4)[a]	44(3.1)[a]
再次CABG	5(0.5)	4(0.2)	5(0.4)	2(0.4)	5(0.3)
血运重建	24(2.4)	14(3.5)	15(3.0)	25(4.6)	54(3.3)
心肌梗死	13(1.3)	6(1.5)	7(1.4)	15(2.8)	28(1.1)
卒中	95(9.4)	37(9.2)	46(9.2)	61(11.3)	144(10.0)
MACCE	155(15.3)	65(16.1)	77(15.5)	126(23.2)[a]	268(18.6)[a]
心绞痛	376(37.0)	154(38.2)	179(36.1)	240(44.3)[a]	573(39.8)[a]

注：CABG：冠状动脉旁路移植术，MACCE：主要不良心脑血管事件；与不吸烟组比较，a P <0.05

2.2.3.2 不同性别人群吸烟与代谢综合征危险因素相关性分析[66]

有学者利用2007年10 054名(18～92岁)社区居民代谢综合征危险因素调查资料，分析吸烟状况与代谢综合征的关系发现：男性吸烟人群的代谢综合征患病率显著高于不吸烟人群(23.0% vs 21.2%，P<0.05)。但吸烟不显著增加女性代谢综合征发生风险。吸烟者的高甘油三酯血症和低HDL-C血症发生风险显著升高。校正年龄、饮酒、运动后，从不吸烟、过去吸烟和现在吸烟的男性人群患高甘油三酯血症的比值比[OR(95%CI)]分别为1.00、1.19(0.92～1.47)和1.36(1.02～1.69)(P<0.05)，低HDL-C血症分别为1.00、1.08(0.79～1.32)和1.59(1.13～1. 89)(P<0.05)。患代谢

综合征分别为1.00、1.10(0.76～1.43)和1.49(1.06～1.89)(P<0.05)。女性人群中吸烟仅与低HDL−C血症显著相关。已戒烟男性随着戒烟时间的延长，代谢综合征的发生风险呈下降趋势，尽管男性戒烟后腰围有升高的趋势。见表2−2−3（2）。

表2-2-3（2）不同吸烟状态代谢综合征及各个代谢危险因素发生风险（OR值, 95%CI）

组别	MS	空腹血糖（≥5.6mmol/L，或已诊断为DM）	甘油三酯（≥1.7 mmol/L）	HDL−C（男<0.9mmol/L；女<1.1mmol/L）	腰围（男≥90cm；女≥85cm）	血压（≥130/85mmHg或已诊断为高血压）
男性						
从不吸烟	1.0	1.0	1.0	1.0	1.0	1.0
过去吸烟	1.10 (0.76～1.43)	1.20 (0.83～1.70)	1.19 (0.92～1.47)	1.08 (0.79～1.32)	0.94 (0.76～1.32)	1.24 (0.90～1.61)
现在吸烟	1.49 (1.06～1.89)	1.09 (0.76～1.52)	1.36 (1.02～1.69)	1.59 (1.13～1.89)	0.89 (0.72～1.19)	0.96 (0.71～1.18)
P值	0.002	0.645	0.004	<0.001	0.047	0.749
女性						
从不吸烟	1.0	1.0	1.0	1.0	1.0	1.0
过去吸烟	0.94 (0.69～1.41)	1.32 (1.01～1.68)	1.22 (0.89～1.85)	1.01 (0.68～1.47)	1.24 (0.89～1.71)	0.98 (0.72～1.24)
现在吸烟	1.09 (0.76～1.98)	1.03 (0.74～1.34)	1.77 (0.96～1.54)	1.28 (0.99～1.54)	1.12 (0.82～1.51)	1.15 (0.92～1.43)

注：校正年龄、饮酒、运动后。MS:代谢综合征，HDL-C:高密度脂蛋白胆固醇

2.2.3.3　被动吸烟对CVD发病和死亡的影响

被动吸烟，也称二手烟(SHS)暴露，指本人不吸烟者在家中或工作场所暴露于他人吸烟时的烟草烟雾。被动吸烟者CVD发病与死亡风险亦增加。对18项流行病学研究的汇萃分析结果显示，被动吸烟者冠心病的发病危险增加25%（RR=1.25，95%CI：1.17～1.32）[67]。

2.2.4 烟草归因的疾病负担与经济负担

与烟草相关的疾病，主要是慢性病，导致带来沉重的疾病和经济负担。

2.2.4.1 烟草归因疾病负担[68]

与烟草相关的8种疾病（即脑卒中、COPD、冠心病、肺癌、胃癌、食管癌、5种小部位肿瘤、结核）造成40岁以上人群的总失能调整生命年为158.2年／1 000，40~69岁人群共损失的天数为118.1年／1 000，而70及以上人群损失的天数为445.4/1 000年。其中，由于疾病导致的生活质量下降，折算的健康寿命损失年（YLD）占总的疾病负担损失（天数）的32.3%。越年轻的人群，其损失的健康寿命越大。男性人群，

尤其是70岁以上人群损失的天数/1 000人最高。归因于烟草使用的天数的比重在不同的疾病中有所不同，以慢性阻塞性肺疾患和肺癌所占的比重最大。见图2-2-4。

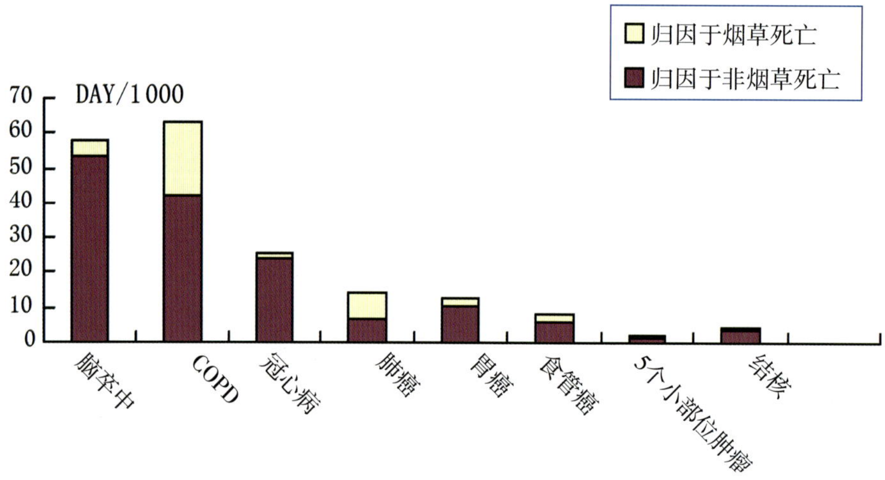

图2-2-4 中国人群与烟草使用相关疾病的疾病负担

2.2.4.2 烟草归因经济负担[69]

有关专家根据中国2005年吸烟导致140余万中国人死亡的数据，推算出吸烟的直接经济损失为1 665.6亿元人民币，间接经济损失861.11~1 205.01亿元人民币，总经济损失近3 000亿元人民币，约占当年国民生产总值（GDP）的1.5%。见表2-2-4。

表2-2-4 吸烟相关疾病的直接成本

年份	成本（亿元）	占GDP（%）
2000	998.97	1.116 56
2005	1665.60	0.913 55

注：吸烟的直接成本指人群中由于吸烟所致疾病而引起的医疗花费总和。

2.3 血脂异常

2.3.1 成人血脂水平和血脂异常患病率

20世纪80至90年代研究报告显示我国人群血清总胆固醇（TC）、低密度脂蛋白胆固醇（LDL-C）明显低于西方人群，男性血清高密度脂蛋白胆固醇（HDL-C）明显高于西方[70, 71]。同时我国不同地区、不同类型人群血脂水平和血脂异常患病率存在很大差异，2项多中心研究中我国不同地区中年人群血清TC水平最低为137 mg/dl，最高达203 mg/dl；TC升高（≥200 mg/dl,5.18 mmol/L）年龄标化患病率4.8%~46.5%[72, 73]。近30年来我国人群血脂异常出现明显增高趋势。80年代初开始的我国多中心心血管病流行病学合作研究监测结果显示，不同地区有可比性的9组中年人群(35~59岁)1982~1984年，1992~1994年和1998年3次调查中血清TC升高（≥5.20 mmol/L）年龄标化患病率逐渐增高，1998年男女分别达到33.1%和31.7%[74]。见图2-3-1（1）。

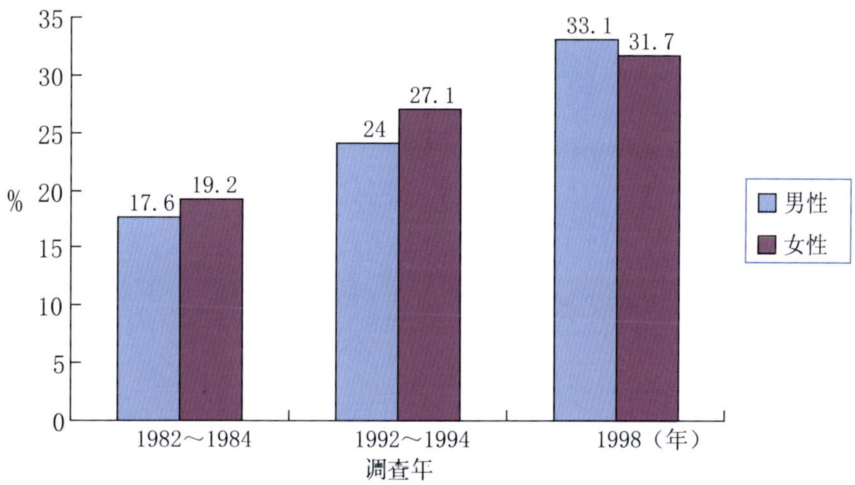

图2-3-1（1）我国中年人群（9组人群，35～59岁）血清TC升高（≥200 mg/dl,5.18 mmol/L）患病率变化趋势[75]

2000~2001年，10省市研究（15 540人）结果，35~74岁人群血清TC、HDL-C、LDL-C、TG平均值分别为186.1 mg/dl,51.7 mg/dl,109.5 mg/dl,128.1 mg/dl；血清TC临界升高（TC200~239 mg/dl，5.18~6.19 mmol/L）和升高（TC≥240 mg/dl，6.22 mmol/L）的患病率为23.8%和9.0%;低密度脂蛋白临界升高，升高和非常高的患病率（LDL-C130~159 mg/dl,160~189mg/dl,≥190mg/dl;LDL-C3.37~4.13 mmol/L,4.14~4.91 mmol/L,≥4.92 mmol/L）分别为17.0%,5.1%,2.7%高密度脂蛋白胆固醇降低（HDL-C<40mg/dl，1.04mmol/L）患病率19.2%[75]。

2002年中国居民营养与健康状况调查对全国31个省市抽样调查结果，18岁以上人群血脂异常（TC≥5.72 mmol/L、TG≥1.70 mmol/L、HDL-C<1.04 mmol/L至少一项）的患病率为18.6%，按我国2007年人口估算患病人数达到2.0亿。TC升高（≥5.72 mmol/L）患病率2.9%，TC边缘升高（5.20~5.71 mmol/L）患病率3.9%，TG升高（≥1.70 mmol/L）患病率11.9%，HDL-C降低（<1.04 mmol/L）患病率7.4%[72, 73]。城市人群、中老年人群TC升高患病率较高[76]。见图2-3-1（2）。

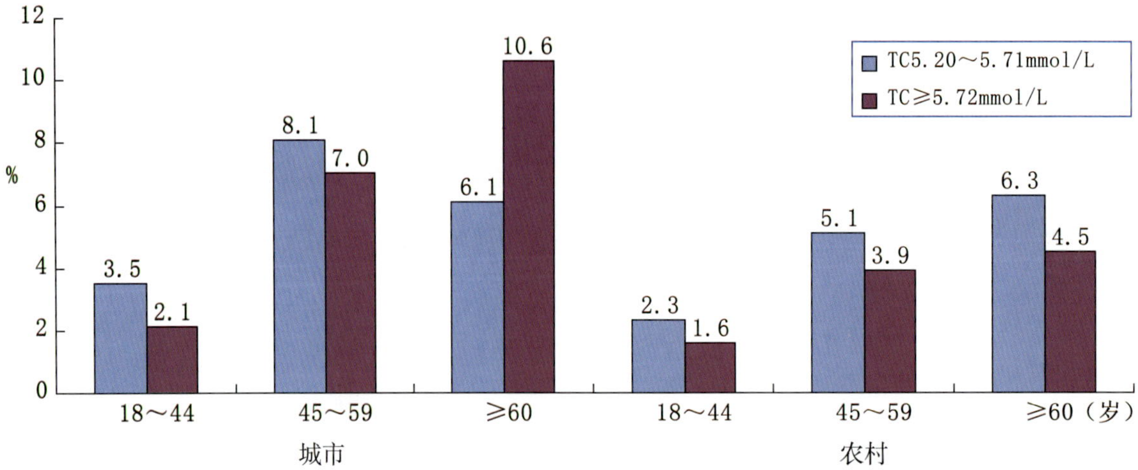

图2-3-1（2）我国人群TC边缘升高（5.20～5.71mmol/L）和升高（≥5.72mmol/L）患病率

2007～2008年中国糖尿病和代谢异常研究在14省市、自治区抽样调查结果，20岁以上人群血清TC、HDL－C、LDL－C、TG年龄调整均值见表2－3－1；主要血脂异常分类，包括血清TC临界升高（5.18～6.19 mmol/L）和升高（≥6.22 mmol/L），LDL－C临界升高（3.37～4.13 mmo/L）、升高（4.14～4.91 mmol/L）和非常高（≥4.92 mmol/L），HDL－C降低（<1.04mmol/L）年龄标化患病率多为城市高于农村见图2－3－1（3a、3b）。TC临界升高和升高患病率为31.5%，患病人数约3.05亿[77]。

表2-3-1我国成人（≥20岁）血清TC、HDL—C、LDL-C和TG年龄调整均值

血脂指标（mmo/L）	男性			女性		
	合计	城市	农村	合计	城市	农村
TC	4.70	4.79	4.63	4.73	4.79	4.69
HDL-C	1.25	1.23	1.27	1.35	1.37	1.34
LDL-C	2.68	2.81	2.56	2.69	2.81	2.59
TG	1.71	1.82	1.62	1.42	1.40	1.43

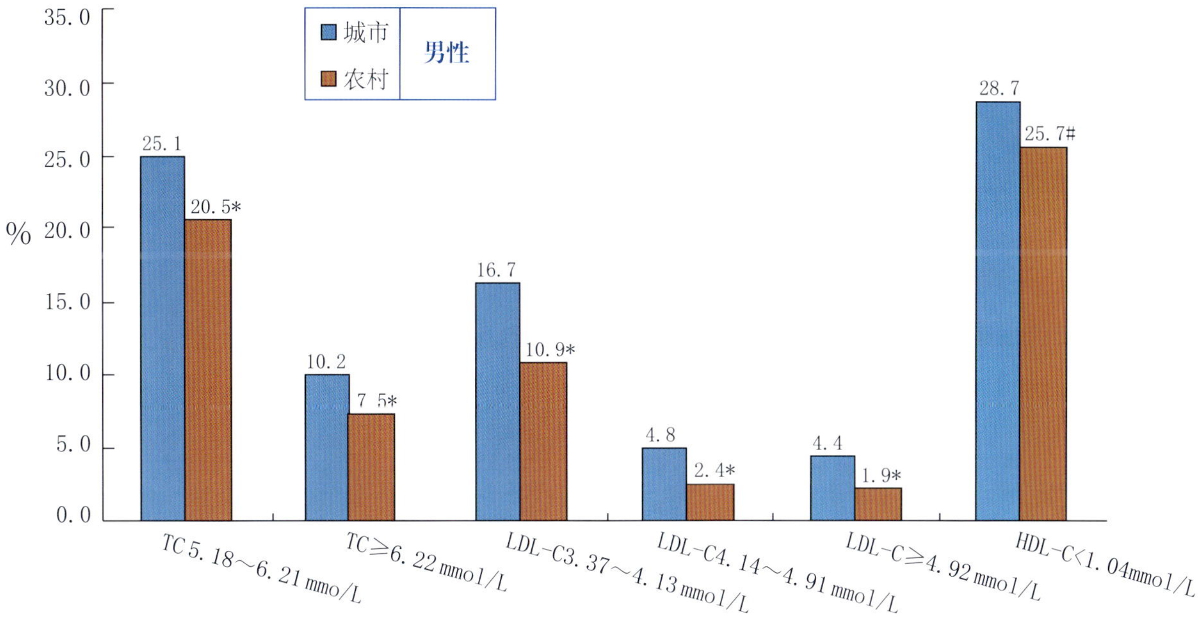

图2-3-1（3a）我国成人（≥20岁）主要血脂异常分类年龄标化患病率

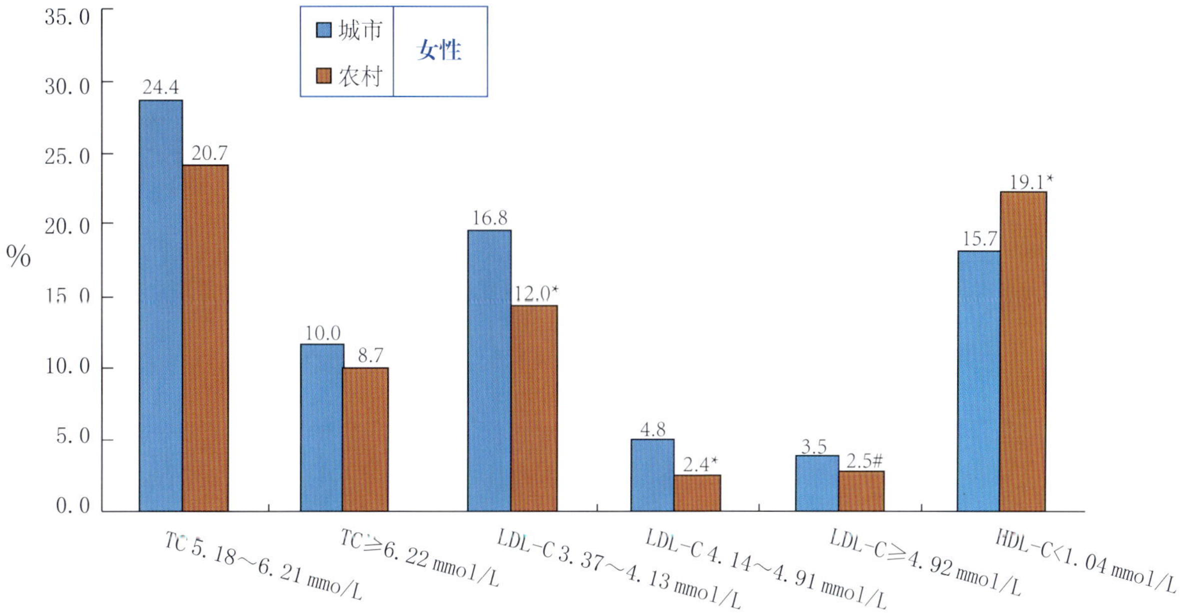

图2-3-1（3b）我国成人（≥20岁）主要血脂异常分类年龄标化患病率

注：*，# 为城市与农村患病率差异检验。*P<0.001。 #P=0.01。

2.3.2 儿童青少年血脂异常患病率

2002年中国居民营养与健康状况调查，我国儿童青少年（3～17.9岁）人群，胆固醇升高[TC≥220 mg/dl(5.72 mmol/L)]患病率0.8%，城市1.4%，农村0.6%；甘油三酯升高[TG≥150 mg/dl（1.70 mmol/L)]患病率2.8%，城市2.5%，农村2.9% [78]。

1987～2007年北京、广州等地儿童青少年血脂异常患病率[79,80,81]汇总见表2-3-2。另外，对北京6～18岁儿童青少年的调查显示，肥胖儿童血脂异常（TC≥5.20 mmol/L或TG≥1.70mmol/L）患病率约30%，明显高于非肥胖儿童[82]。见图2-3-2。

表2-3-2不同地区、不同时期儿童青少年血脂异常患病率（%）

地区	发表年	年龄（岁）	样本量	TC增高	TG增高
北京市[79]	1987	7～19	1 201	1.3	4.2
广东省#[80]	2005	3～14	6 188	2.1	2.2
北京市#[81]	2007	6～18	城区9 978	1.6	9.5
			郊区9 523	0.8	8.1

注：TC增高：TC≥200 mg/dl(5.17 mmol/L)；

TG增高:TG≥150 mg/dl(1.70 mmol/L)；

#：采用空腹末梢血。

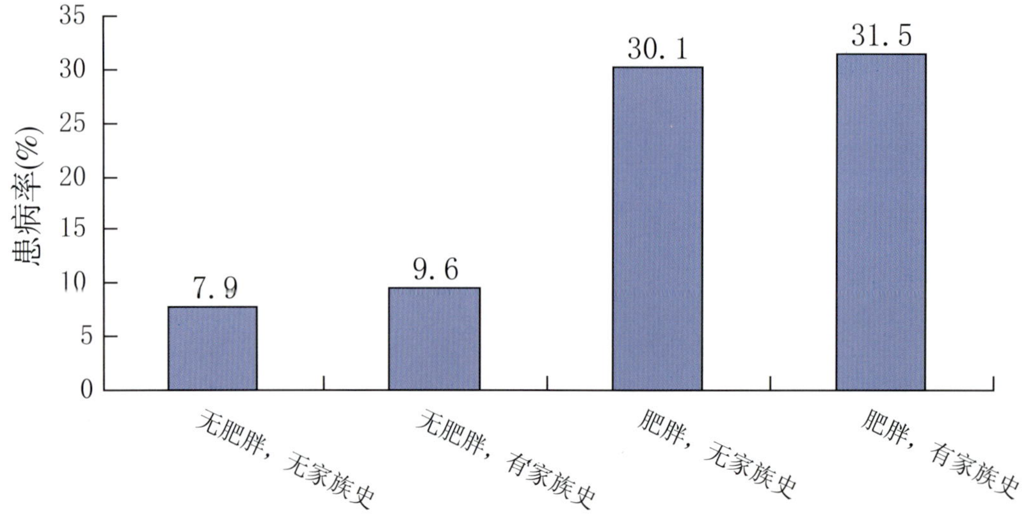

图2-3-2 有无家族史和是否肥胖儿童血脂异常患病率比较（2007年，北京6～18岁儿童青少年，19 037人）[81]

2.3.3 血脂与心血管病的关系

我国多数前瞻性队列研究已证实，血清TC、LDL−C增高或HDL−C降低均可增加心血管病危险性。同时也有研究证实非高密度脂蛋白（non−HDL−C）、极低密度脂蛋白胆固醇（VLDL−C）增高对心血管病也有预测作用。

两项多中心中年队列人群研究发现，血清TC、LDL−C临界增高（TC5.18～6.19 mmol/L，LDL−C3.37～4.10 mmol/L）和增高（TC≥6.22 mmol/L,LDL−C≥4.13 mmol/L）时，缺血性心血管病相对危险约1.6～1.7；LDL−C4.14～4.90 mmol/L和LDL−C≥4.90 mmol/L，相对危险分别为1.4和2.0[83, 84]。血清胆固醇≥5.7 mmol/L者与<5.7 mmol/L相比，缺血性心血管病发病相对危险2.0（1.5～3.7），归因危险为11.4%[85]。首钢男性队列研究（5000余人，随访20年），与血清TC<4.7 mmol/L人群相比，TC4.7～5.1 mmol/L，5.2～5.6 mmol/L，5.7～6.1 mmol/L和≥6.2 mmol/L心肌梗死发病相对危险呈线性增高，分别为1.70（1.03～2.82）、1.95（1.14～3.32）、2.76（1.54～4.95）和3.69（2.18～6.24）[86]，在高血压患者中TC水平不同程度增高，心肌梗死发病相对危险性仍逐渐增高[87]。老年队列人群研究（1211人，随访11.2年），LDL−C仍显著增加冠心病危险，OR1.545（1.321～1.807）[88]。

HDL−C<1.0 mmol/L与≥1.0 mmol/L相比，急性冠心病事件和缺血性脑卒中发病相对危险分别为1.39（1.00～1.92）和1.45（1.15～1.83）[89]。老年人群中HDL−C增高显著降低冠心病危险，OR0.688（0.574～0.824）[88]。

国内有研究得出TG水平与CHD有独立关联[90]，同时证实包含TG的脂蛋白成分Non HDL−C [84, 91]和VLDL−C增高[92]，均对缺血性心血管病，或冠心病、缺血性脑卒中有独立预测作用。

2.3.4 血脂异常控制状况

2.3.4.1 社区人群调查

2002全国31个省市调查，我国成人（18岁及以上）血脂异常（TC≥5.72 mmol/L,和/或TG≥1.70 mmol/L，和/或HDL−C <0.91 mmol/L）者知晓率仅3.2%，男性3.4%，女性2.7%，血脂检测率6.4%。中年、老年人群知晓率和检测率明显高于青年，城市明显高于农村 [76]。见图2−3−4（1、2）。2007～2008年中国糖尿病和代谢异常研究，14省市20岁以上人群血清TC临界升高以上（≥5.17 mmol /L）和升高（≥6.22 mmol/L）者血脂异常知晓率、治疗率和控制率仍较低。接受治疗者中，TC水平控制在相应诊断切点以下者分别为男性52.1%和88.1%，女性55.4%和78.4%。见图2−3−4（3a、3b）。城市人群中上述百分率均显著高于农村[77]。

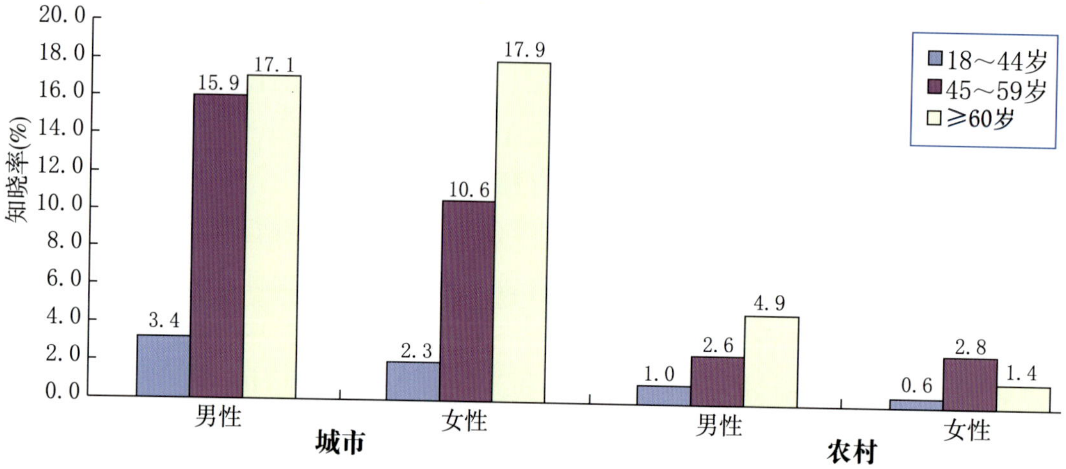

图2-3-4（1） 我国成人血脂异常知晓率(%)[81]

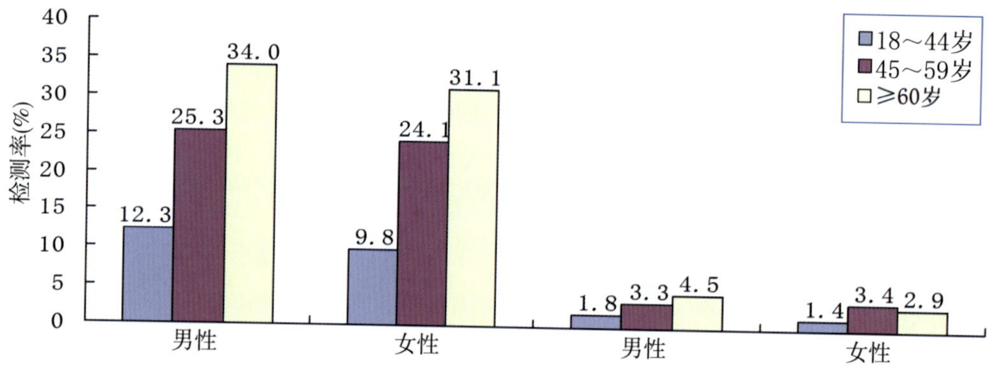

图2-3-4（2） 我国成人血脂检测率（%）[81]

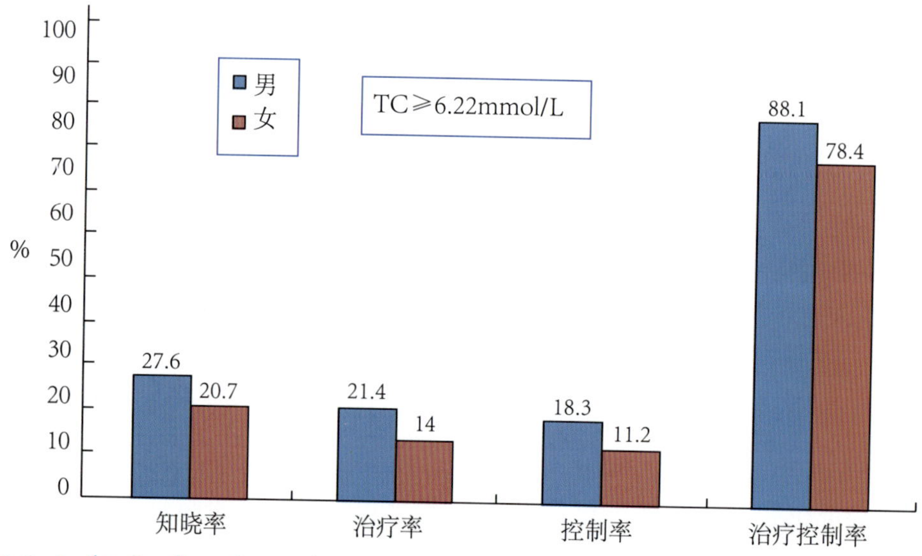

图2-3-4（3a）我国成人（≥20岁）高TC,高LDL-C患者知晓率、治疗率、控制率和接受治疗者控制率[77]

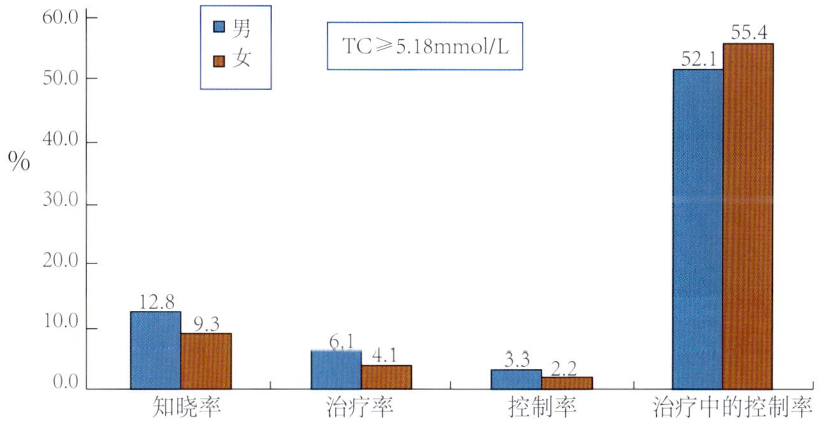

图2-3-4（3b）　我国成人（≥20岁）高TC,高LDL-C患者知晓率、治疗率、控制率和接受治疗者控制率，中国糖尿病和代谢异常研究[77]

2.3.4.2 医院患者调查

2次全国临床血脂控制状况调查，分别包括10余个城市、20余家省部级医院和数家地县级医院。2000年调查血脂异常患者2 136例，总血脂异常控制达标率为26.5%（《血脂异常防治建议》标准）；2006年调查2 237例，按美国NCEP-ATPⅢ标准（2004版）和《中国成人血脂异常防治指南》标准（2007版），总血脂异常控制达标率分别为34%和50%[93,94]，其中539例患者采用《血脂异常防治建议》标准，与2000年一致，其控制达标率39.9%，明显高于2000年[95]。

2008年中国胆固醇教育计划（CCEP），对6个省市，52个中心的4 778名冠心病患者进行调查，患者接受TLC治疗率82.8%，接受他汀药物治疗率82.2%。高危患者血清LDL-C控制在<2.59 mmo/L者为36.2%，极高危患者LDL-C控制在<1.82 mmo/L和<2.59 mmo/L者分别为10.9%和42.2% [96]。

2009年对全国51所医院的调查结果显示，急性冠脉综合征患者出院时、随访6个月和12个月后，接受他汀类药物进行调脂治疗了率分别为80.4%、65.8%和59.4%[97]。

2010年4月至2011年3月在国内6个大型心血管中心通过心血管门诊和住院途径入选接受降脂治疗至少6周以上冠心病患者2 436例。96.7%的患者接受他汀类药物治疗。LDL-C水平达到目标值<100 mg/dl者为67%，<70 mg/dl者只有38%。在LDL-C≤100 mg/dl的患者中，38%使用阿托伐他汀（平均剂量24 mg/日),22%使用辛伐他汀(平均剂量30mg/d),而在LDL-C≤70mg/dl的患者中,22%使用阿托伐他汀治疗(平均剂量28 mg/d),10%的人接受辛伐他汀(平均剂量35 mg/d)。在LDL-C≤100 mg/dl或≤70 mg/dl者中,仅分别有不到1%和0.2%的患者使用联合降脂药物策略，且其中多数使用他汀类药物与依折麦布联合用药。对于NonHDL-C,66%的患者达到目标值

<130 mg/dl，而只有40%达到目标值<100 mg/dl。对于HDL−C，94%的男性和75%的女性达到HDL−C正常水平[98]。

近30年来研究表明，血脂异常是我国人群心血管病的重要危险因素之一。而人群血脂水平和血脂异常患病率在快速增高，经济发达地区人群、中老年人群患病率较高。目前无论是在社区人群还是医院患者中，血脂异常的防治尚有差距。应积极采取有效措施，提高血脂异常防治水平，降低人群心血管病危险。

2.4 糖尿病

2.4.1 中国的糖尿病流行情况

近年来，我国糖尿病流行病学研究方面发表的最有影响力的研究结果是中华医学会糖尿病学分会组织，于2007年6月至2008年5月期间完成的中国成年人糖尿病患病率的调查[99]。该项调查样本来自14个省市、年龄≥20岁的46 239名成年人。所有的参与者都接受了口服葡萄糖耐量试验，测定了空腹和口服葡萄糖后2小时血糖。根据患者的自我报告确定以往的糖尿病。

年龄标化的总糖尿病患病率是9.7%，男性是10.6%，女性是8.8%；糖尿病患病率随着年龄的增长和体重的增加而增加，20～39岁、40～59岁和≥60岁的人群中糖尿病患病率分别是3.2%、11.5%和20.4%。城市居民中的糖尿病患病率是11.4%，农村居民中为8.2%。单纯糖耐量受损的患病率高于单纯空腹血糖受损的患病率（在男性中为11.0% vs 3.2%，在女性中为10.9% vs 2.2%）。见图2−4−1（1a、1b），2−4−1（2）及表2−4−1。

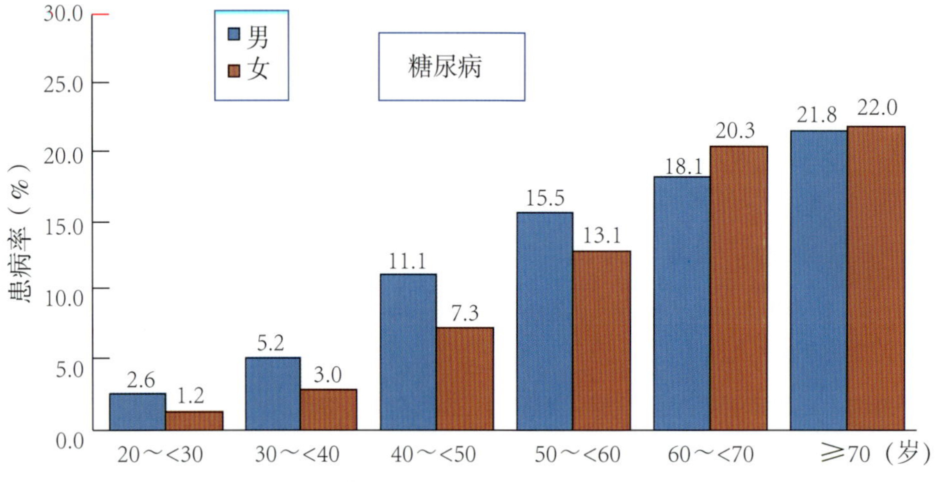

图2-4-1 (1a)20岁以上成年人不同年龄段糖尿病和糖尿病前期患病率

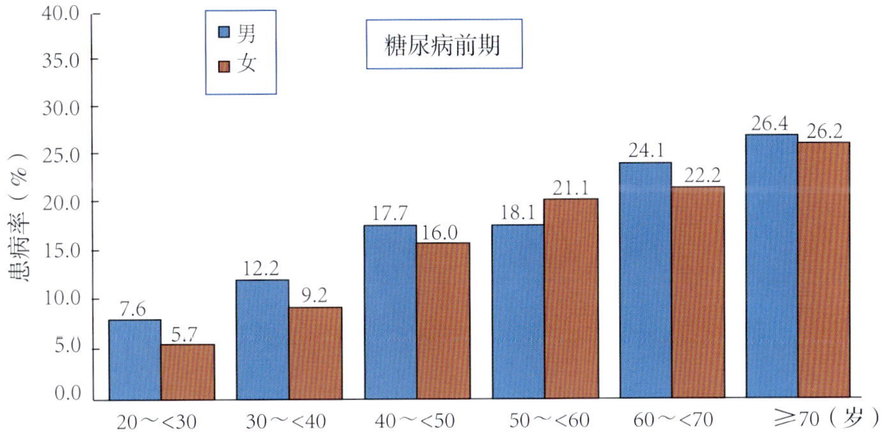

图2-4-1 (1b)20岁以上成年人不同年龄段糖尿病和糖尿病前期患病率

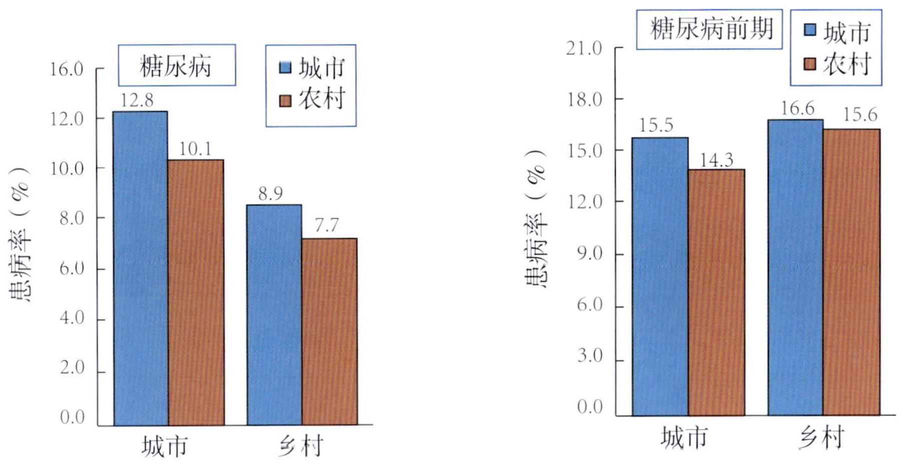

图2-4-1(2) 城市或乡村≥20岁的成年人的糖尿病和糖尿病前期的患病率

表2-4-1 糖尿病和糖尿病前期的经多变量校正的比值比

变量	总糖尿病		糖尿病前期	
	比值比（95%CI）	P值	比值比（95%CI）	P值
男性	1.26(1.12～1.43)	<0.01	10.6(0.95～1.17)	0.30
年龄每增长10岁	1.68(1.60～1.77)	<0.01	1.37(1.31～1.45)	<0.001
糖尿病家族史	3.14(2.68～3.68)	<0.01	1.32(1.12～1.56)	0.001
受教育水平在大学以下	1.57(1.34～1.84)	<0.01	1.17(1.03～1.33)	0.02
超重	1.43(1.22～1.67)	<0.01	1.42(1.25～1.62)	<0.001
肥胖	2.17(1.68～2.81)	<0.01	2.05(1.66～2.54)	<0.001
向心性肥胖	1.39(1.18～1.63)	<0.01	1.22(1.06～1.40)	0.006
心率，每年增加10次/分	1.29(12.1～1.36)	<0.01	1.15(1.09～1.21)	<0.001
收缩层，每增加10 mmHg	1.17(1.13～1.20)	<0.01	1.12(10.9～1.15)	<0.001
甘油三脂每增加50 mg/dl（0.56 mmol/L）	1.28(1.22～1.33)	<0.01	1.20(1.16～1.25)	<0.001
城市居住	1.22(1.08～1.38)	0.002	0.90(0.80～0.99)	0.04

这次调查显示，我国糖尿病已经成为一个危及国人健康的公共卫生问题。并提示在未来糖尿病问题会持续甚至更为严重，糖尿病前期的患病率远高于糖尿病，意味着我国有巨大的糖尿病后备军。影响糖尿病剧增的危险因素，例如超重和肥胖、高血压、高甘油三酯等因素以及经济发展、城市化进程等社会因素，目前并没有得到有效控制，甚至有更严重趋势。年龄增长反映了人类的进步，同时随着人口的老龄化，糖尿病、高血压、冠心病这类慢性病必然会进一步增加。

这次调查是我国历次调查中报告的最高的糖尿病患病率，明显地高于2002年全国调查所得到的糖尿病患病率（2.69%）[100]。分析原因可能有几个方面的因素：首先诊断标准是依据于口服葡萄糖耐量试验做出的。口服葡萄糖耐量试验是敏感的诊断糖尿病的方法。2型糖尿病患者中相当一部分是空腹血糖正常而服用葡萄糖2小时后血糖达到了糖尿病的标准。尤其是新发病的糖尿病患者更是如此。如果依据空腹血糖诊断糖尿病，可能会造成1/3以上糖尿病患者的漏诊；其次是样本主要来自于中心城市及其周边农村地区，这些样本是非随机抽取的，没有进行全国人口的整体随机抽样。我国幅员辽阔，区域之间从经济文化到医疗卫生保健、生活习惯都有很大差异。例如，我国第一次全国性糖尿病流调时发现，不同民族之间糖尿病患病率差别可达7倍[101]；1996年调查显示，不同地区之间的糖尿病患病率可相差2～3倍[102]。浙江是居国内GDP前四位的富裕地区，但是其2010年15个县区17 437例18岁以上居民中调查的糖尿病标化患病率仅为5.94%，远低于全国调查报告的9.7%。其城市和农村糖尿病标化患病率仅分别为7.52%和5.19%[103]。第三是人口老龄化。我国北京、上海大城市的人均寿命已经达到80岁。60岁以上的老年人在2000年为10%，在2006年就已经增加到13%。老龄人口的增加，必然会产生更多的糖尿病患者。第四，城市化进程和生活方式改变，体力活动下降。第五，肥胖和超重人群的增加。这些因素都是造成该次糖尿病流行病学调查所得到的接近两位数的患病率的原因。这次流行病学调查结果说明了我国近些年糖尿病患者明显增加的现实。

2.4.2 糖尿病的危险因素

2.4.2.1 1996年全国调查发现体重指数(BMI，kg/m^2)<25、25～27及>27人群糖尿病患病率分别为2.47%、5.83%和8.48%；2003年中国肥胖工作组分析我国4万人资料显示体重指数>28人群糖尿病患病率为≤24人群的3倍。男性腰围≥85 cm、女性腰围>80 cm者糖尿病患病率是腰围正常者的2～2.5倍。中华医学会糖尿病学分会2008年的调查中体重指数（BMI，kg/m^2）≤18.5、18.5～24.9、25.0～29.9和≥30的人群中分别为4.5%、7.6%、12.8%和18.5%。肥胖是糖尿病流行的最重要的可变因素，控制肥胖是预防糖尿病的关键一环。

2.4.2.2 1992年我国大庆糖尿病研究证明糖耐量低减人群的糖尿病年发病率在肥胖者（BMI≥27.5）为17.2%、非肥胖者（BMI<27.5）为13.3%，但在美国明显肥胖（BMI≥34.2）的IGT人群糖尿病年发病率仅为11.1%。表明中国葡萄糖耐量低减人群向2型糖尿病迈进的速度快于美国人。

2.4.2.3 糖耐量低减是冠心病患病的一个独立危险因素。1985年大庆10万人的调查中，糖耐量低减患者心电图诊断为冠心病者是正常人的9.5倍。血脂异常发生频率高。高血压、肥胖以及尿白蛋白排泄率是同年龄、同性别正常人的两倍。在20年随访中该人群发生211次首发CVD事件（145卒中、66心梗），共有142例死亡，68个死于CVD。

2.4.2.4 1985～1996年我国糖耐量低减人群急剧增加。见表2-4-2。

表2-4-2 1986年大庆糖尿病研究中糖耐量低减发生率[104]

年龄（岁）	总体男性	总体女性	IGT男性数	IGT男性千分比	IGT女性数	IGT女性千分比
25～29	8 908	8 534	11	1.2	3	0.4
30～34	11 189	13 064	26	2.3	28	2.1
35～49	12 273	13 883	55	4.5	53	3.8
40～44	8 144	7 923	45	5.5	62	7.8
45～49	5 475	8 286	33	6.0	63	7.6
50～54	5 966	2 219	73	12.2	32	14.4
55～59	2 286	875	47	20.6	12	13.7
60～64	535	469	9	16.8	10	21.3
≥65	615	416	12	19.5	3	7.2
总数	55 391	55 669	311	5.6	266	4.8

1995年全国抽样调查显示大城市糖耐量低减患病率（5.78%）高于中小城市（4.29%），在经济发展迅速的县城镇和农村的糖耐量低减患病率也分别为5.74%和5.02%。中华医学会糖尿病学分会2007年6月至2008年5月中国成年人糖尿病患病率的调查显示糖尿病前期（空腹血糖受损和糖耐量受损）是15.5%，估计全国该人群总计约有1.2亿[105]。凸显糖尿病前期人群糖尿病和心脑血管疾病预防的任务之重。

2.4.3 中国糖尿病预防状况

2.4.3.1 高危人群糖尿病预防状况

葡萄糖耐量减退既是发展成糖尿病的一个过渡阶段，也是预防2型糖尿病的最后关口。检出葡萄糖耐量低减人群并对其进行干预治疗是预防2型糖尿病的关键。防治的手段包括生活方式和药物干预治疗两个方面。

近10余年来，国内多项研究证实强化生活方式干预或药物干预能够成功减少糖尿病的发生。见表2-4-3。

表2-4-3 我国葡萄糖耐量减退人群干预预防糖尿病主要结果[106,107,108]

试验	随访年限	样本量	干预方式	糖尿病发病率下降百分比%
大庆干预研究	6（1986～1992）	530	生活方式	51
多中心试验	3（1996～1999）	304	生活方式	29.5
			药物	82.8
解放军总院研究	1（1992～1993）	70	药物	85.4

2.4.3.2 生活方式干预可以降低高危人群糖尿病发病率30%～50%

1986～1992大庆糖尿病6年前瞻性干预研究是国际上第一个随机分组、以单纯生活方式干预预防糖尿病的大型研究。经过6年随访观察，对照组67.7%发生糖尿病，单纯饮食控制组为43.8%，单运动组41.1%，饮食加运动组则为46.6%。校正体重指数及空腹血糖影响后，上述3个干预治疗组发生糖尿病的危险性分别减少了31%、46%和41%[109]。

2.4.3.3 中国大庆糖尿病预防20年随访研究[110]证明生活方式干预对预防糖尿病有长期影响

在积极干预期间（1986～1992年），干预组累计的糖尿病发病率为43%，在对照组是66%。干预组比对照组糖尿病发病危险下降51%（HRR=0.49,95%CI：0.33～0.73）。干预5人可减少1例糖尿病的发生。在20年的随访中，干预组累计的糖尿病累计发病率为80%，对照组为93%，减少1例糖尿病需要干预的人数为6人。多因素分析控制了年龄和小组随机因素影响后，干预组比对照组的糖尿病发病率降低43%（HRR=0.57；95% CI:0.41～0.81)，发生糖尿病要比对照组平均晚3.6年。见图2-4-3（1）。

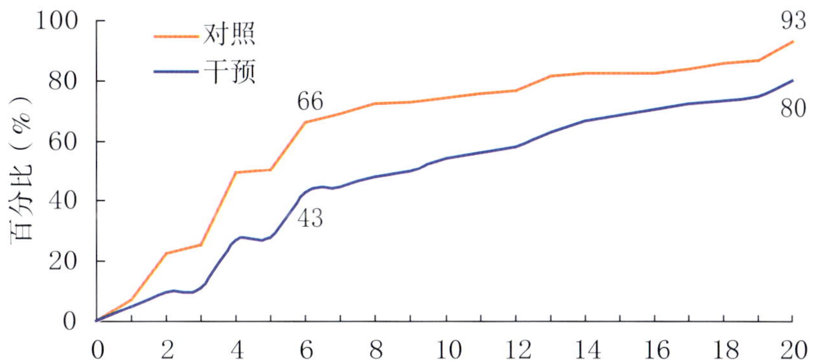

图2-4-3（1）大庆糖尿病研究20年随访糖尿病累计发病率[106]

2.4.3.4　抗糖尿病药物可以降低高危人群糖尿病发病率70%～80%

中日友好医院牵头的中国多中心为期3年的生活方式联合药物干预试验结果显示，每年糖尿病自然发病率在葡萄糖耐量减退人群为11.6%；单纯生活方式干预组为8.2%；小剂量二甲双胍或阿卡波糖组与生活方式联合干预糖尿病发病率分别为4.1%和2.0%；这两种药物分别降低糖尿病危险性76.8%和87.8%。

2.4.3.5　糖尿病预防与心脑血管疾病和死亡的研究

大庆研究20年随访中干预组累计CVD死亡率比对照组低28%（12% vs 17%），但没有达到显著差异。两组间全因死亡也没有显著差异（25% vs 29%）。在干预结束后14年间，干预组相比对照组首次CVD事件风险低8%（39% vs 42%），CVD死亡率低33%（12% vs 17%），全因死亡率低18%（22% vs 27%），但是统计学未达显著差别。调整基线年龄和小组随机因素影响后，干预组CVD死亡率比对照组降低27%（HRR=0.73;95%CI:0.42～1.26，P=0.09）。但是在全体IGT组调整年龄、性别、肥胖程度、血压和吸烟等混杂因素影响后,结果显示糖负荷后2小时血糖升高5 mmol/l可使脑卒中、CVD事件增加20%，全因死亡增加33.5%。此外生活方式干预试验使严重的视网膜病变（激光治疗和失明）风险下降47%[111]。这些结果提示生活方式干预有可能降低糖尿病人小血管并发症。但是因为样本量较小，其结果仍需更大规模长期研究来证实。见图2–4–3（2）。

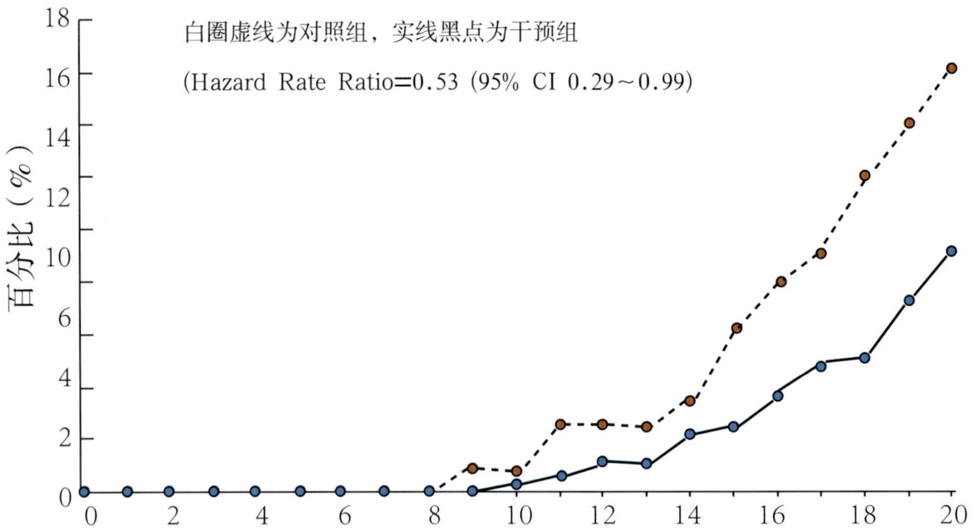

图2-4-3(2) 大庆糖尿病研究20年随访累计糖尿病严重视网膜病变发生率

2.4.3.6 糖尿病社区管理探索

糖尿病合并多种心血管危险因素的问题近年越来越受到关注。北京社区糖尿病患者的调查[112]显示单纯糖尿病仅占4.7%，糖尿病伴1项其他代谢异常占32.6%，糖尿病伴2项其他代谢异常占42.1%，糖尿病伴3项其他代谢异常占20.6%。糖尿病伴发代谢综合征为62.7%。上海真如社区医疗服务中心调查门诊糖尿病患者1 533例，其各种慢性合并症与并发症的发生率为周围血管病变67.0%，高血压63.2%，血脂紊乱45.1%，家族糖尿病34.8%，高尿酸血症29.0%，视网膜病变28.0%，脂肪肝27.1%，糖尿病肾病21.1%。这些资料提醒全社会,社区的糖尿病综合防治应该得到加强。上海第六人民医院联合上海市普陀区疾病控制中心、普陀区中心医院、利群医院,以及曹杨、真如、桃浦镇社区卫生服务中心等单位,进行了医院社区一体化糖尿病管理模式的探索。他们从培训社区专业人员和建档开始，规范了诊治流程，对糖尿病患者实行按病情分级管理、双向转诊。使2007年12月至2008年9月管理的1 063例糖尿病患者的糖尿病慢性并发症筛查率从9.88%提高到46.62%；三酰甘油、胆固醇、血压和尿微量白蛋白达标率分别达到48.99%（315/643）、39.97%、79.82%和36.05%；糖化血红蛋白达标率(＜ 6.5%) 从2004年的8.91%提高到31.74%[113]。

2.5 超重与肥胖

近30年来，随着经济的发展和生活方式的变化，我国超重和肥胖患病率呈持续上升趋势。预防和控制肥胖，是我国面临的重大公共卫生问题。

根据2002年中国营养与健康状况调查结果估计，我国居民中超重者（体重指数：24～27.9 kg/m^2）约2.0亿人，肥胖者（体重指数≥28 kg/m^2）约6 000万，如按2006年我国人口估计，18岁以上超重者和肥胖者分别达到2.4亿和7 000万。超重和肥胖呈明显增加趋势[114]。见图2－5（1）。

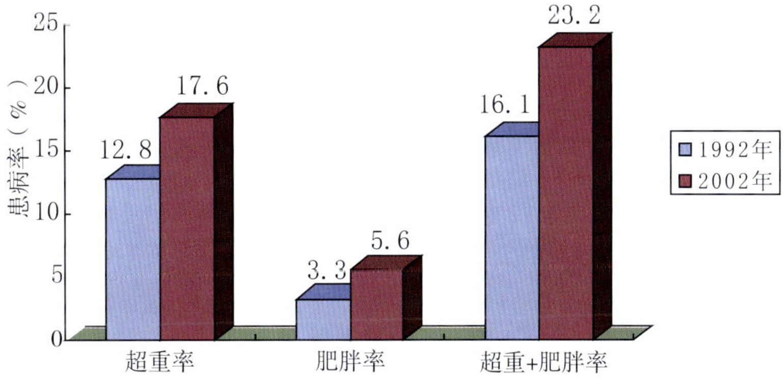

图2－5(1).1992年和2002年我国人群超重率和肥胖率

中国健康与营养调查（CHNS）是在我国9个省市人群进行的长期膳食与健康状况监测，近20年来多次横断面调查资料显示，我国人群超重、肥胖患病率仍然呈持续上升趋势[115]，2009年人群（男女合并）超重率、肥胖率及超重+肥胖率以分别达到30.0%、8.7%和38.7%。见图2－5（2），中心性肥胖患病率（男性腰围>85 cm，女性腰围>80cm）达到45.3%。见图2－5（3）。

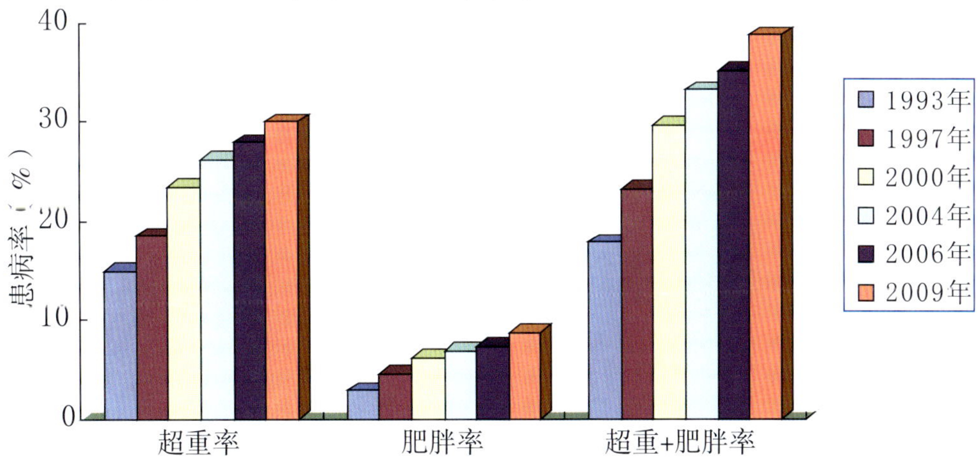

图2－5(2).我国九省市成年人群（男女合并）超重率和肥胖率变化趋势

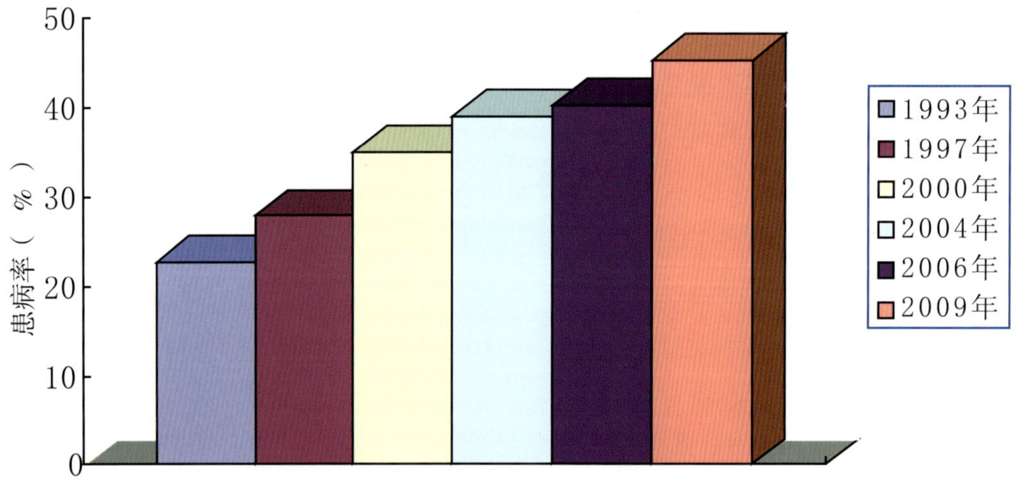

图2－5(3) 我国九省市成年人群（男女合并）中心性肥胖患病率变化趋势

为遏制肥胖等慢性疾病和危险因素的流行，我国除大幅度增加慢病防治的财政预算，卫生部等相关部门还制定了“健康中国2020”的战略规划，制定了“中国慢性病防治工作规划（2012～2015年）”，“全民健身计划（2011～2015）”，并在全国范围内启动了一些针对肥胖等慢性病的干预项目，如“全民健康生活方式行动”、“社区为基础的人群身体活动促进”等，极大的推进了肥胖等慢病的预防工作。为提高我国居民健康水平，预防心血管病等慢性疾病，应更广泛的动员社会各界的力量，做好肥胖的防治工作，扭转肥胖患病率持续上升的趋势。

2.6 身体活动不足

身体活动不足(即体力活动不足)是心血管病的危险因素，缺乏体力活动可导致超重肥胖、高血压、血脂异常、血糖升高，并使发生心血管病的危险增加。

随着社会经济的发展和变化，我国居民体力活动水平呈明显下降趋势。在我国九个省进行的中国健康和营养调查（CHNS）的结果显示[116]，18～55岁居民体力活动主要来源于职业活动和家务劳动，除休闲时的体力活动略有增加外，其他形式的体力活动均成下降趋势，与1997年相比，2006年男性总体力活动量减少了27.8%，女性减少了36.9%。见表2－6（1）。

表 2—6 (1) 我国居民体力活动量(MET-小时/周)变化

各类活动	男性			女性		
	1991年	1997年	2006年	1991年	1997年	2006年
职业体力活动	370.6	334.4	241.5	399.7	340.1	217.1
家务体力活动	19.1	11.7	5.6	61.3	46.8	25.3
休闲体力活动		1.4	3.6		0.6	2.3
交通体力活动		2.6	1.9		2.5	1.3
总体力活动		350.0	252.7		390.0	246.1

主动进行体育锻炼是增加体力活动的重要途径。第三次全国群众体育锻炼现状调查（2007年）的资料显示，我国经常参加体育锻炼（每周运动≥3次、每次运动≥30分钟）的人数比例为28.2%（含在校学生），但20~49岁的青壮年人群明显低于其他年龄组人群。见图2－6(1) [117]。

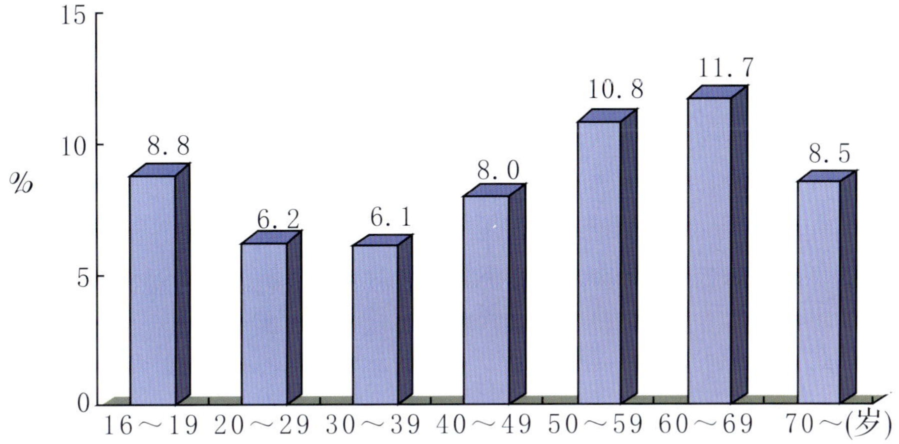

图2—6(1)不同年龄组人群“经常锻炼”率

对用不同年代具有可比性的调查资料的分析表表明，1997~2007年我国16岁以上（不含学生）居民经常参加体育锻炼率呈小幅增加趋势。见图2－6(2) [117]。

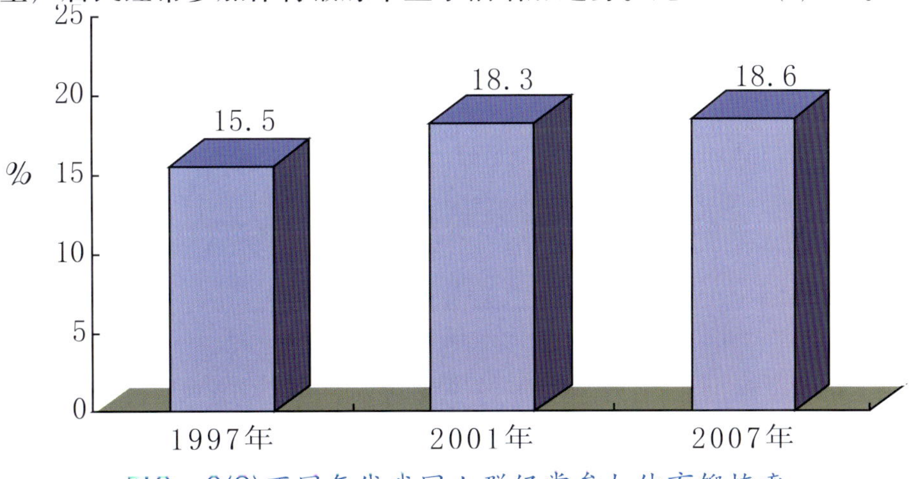

图2—6(2)不同年代我国人群经常参加体育锻炼率

第三次全国群众体育锻炼现状调查的结果还表明，我国居民参加体育锻炼的主要目的是增加体力活动（34.8%）、消遣娱乐（26.8%）和防病治病（18.9%）。见图2－6(3) [117]。以消遣娱乐为目的的在年轻人中的比例最高，而以防治治病为目的的在中老年人群中比例最高。

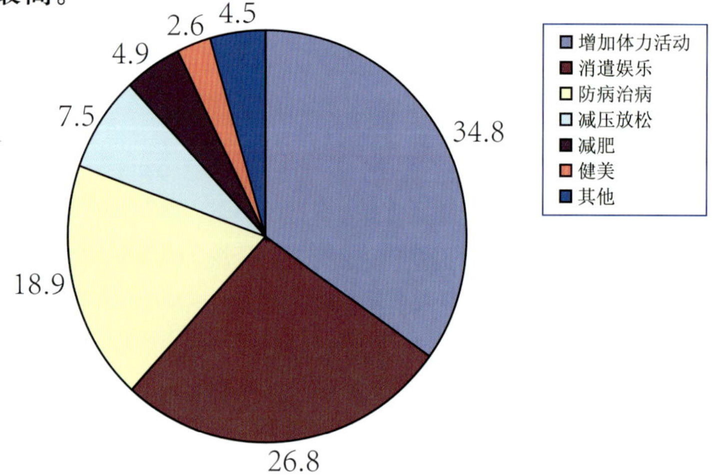

图2－6(3)参加体育锻炼的最主要目的（%）

不参加体育锻炼的主要障碍为“没时间”（33.8%）、“没兴趣”（20.4%）、“缺乏场地设施”（12.9%）和认为“没有不要”（12.6%））。见图2－6(4)[117]。

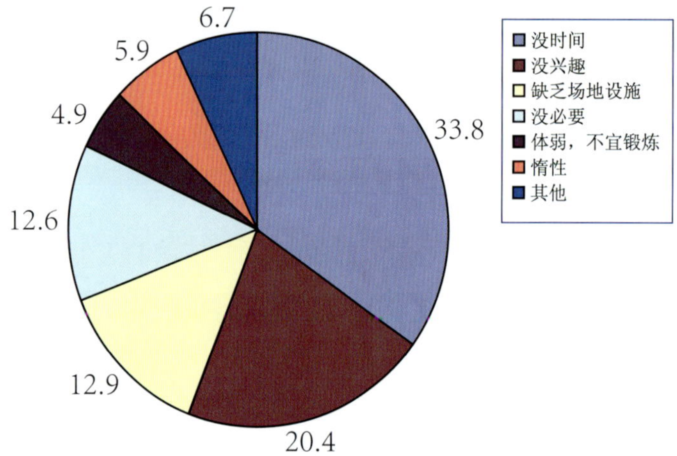

图2－6(4)不参加体育锻炼的主要原因（%）

以上资料表明，我国居民经常参加体育锻炼率虽有所增加，但还处于较低水平，特别是青壮年参加率更低。要提高居民参加体育锻炼率，应积极宣传和倡导，特别是要针对不同人群的特点加以引导，同时应改善和提高体育锻炼的环境（包括场地和措施）。2011年，卫生部发布了《中国成人身体活动指南》（试行）[118]，卫生部等相关部门制定了“全民健身计划（2011～2015）”。贯彻和推广指南和规划将提高我们居民的身体活动水平，有助于心血管病等慢性疾病的预防。

2.7 膳食与营养

2002年全国营养与健康调查资料表明，我国居民膳食整体结构已发生很大变化，其中一些膳食特点明显不利于心血管病的预防，这些特点包括[119]：谷类食物摄入量明显下降，而脂肪摄入增加明显，碳水化合物供能比减少、脂肪供能比过高，已超过膳食指南的推荐范围。此外，我国居民水果蔬菜的摄入量仍然较低，而食盐的摄入量大大超过膳食指南推荐每天<6克的标准（2002全国营养与健康调查估计钠的摄入量折合为食盐约15.9g/d）。

中国健康与营养调查（CHNS）项目[120]是在我国9省区进行的一项长期观察项目，1989~2009年已进行了8次现况调查，目的是了解居民膳食和有关健康情况的变化趋势。已发表的研究报告表明，虽然总能量摄入呈明显下降趋势。见图2－7（1）[121]，但脂肪供能比呈明显上升趋势。见图2－7(2))[121]，超过居民膳食指南推荐标准（脂肪供能比30%）的比例明显上升，而碳水化合物供能比在减少。见图2－7(3)[121]，低于膳食指南推荐标准（碳水化合物供能比55%~65%）的比例明显上升；膳食胆固醇的摄入量明显增加。见图2－7(4) [122]；钙的摄入量虽有增加，但平均摄入量也仅达到推荐量（800mg/d）的一半左右。见图2－7（1～5）[123]。

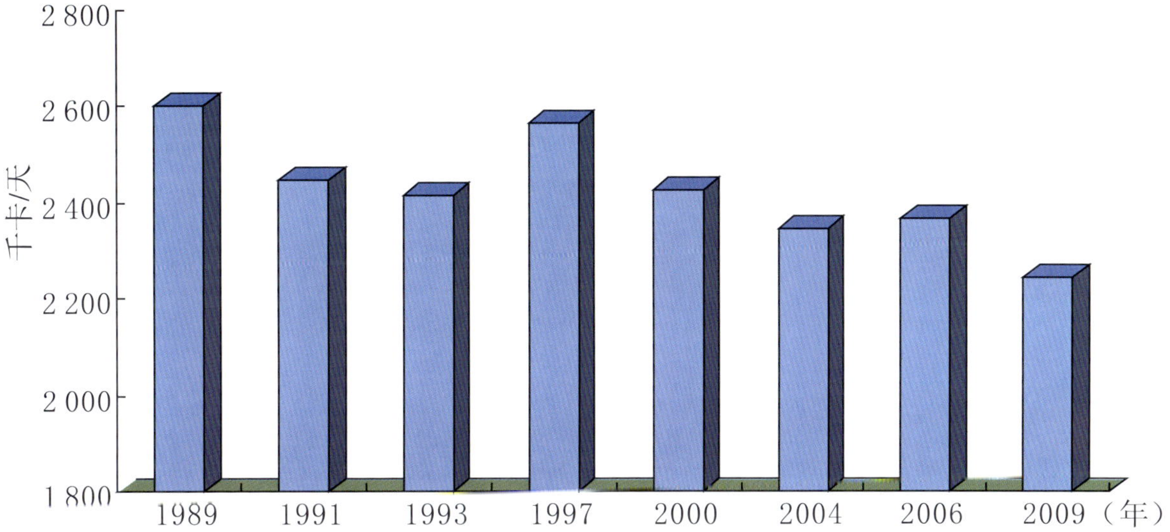

图2－7(1)1989～2009年我国9省市居民（18～49岁）能量摄入变化

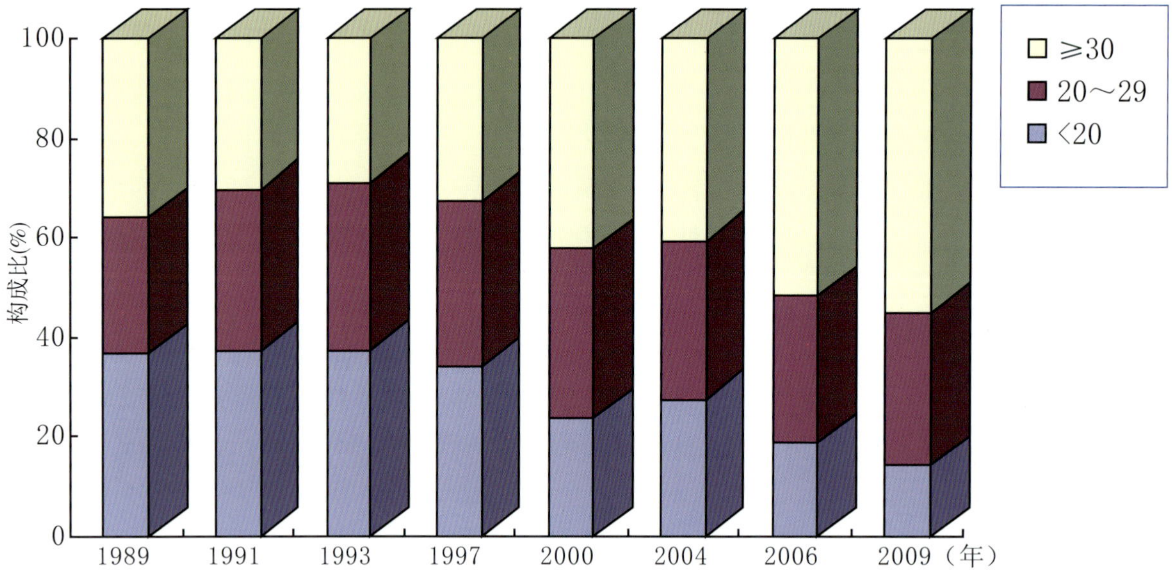

图2－7(2)1989～2009年我国9省市居民（18～49岁）脂肪供能比构成变化

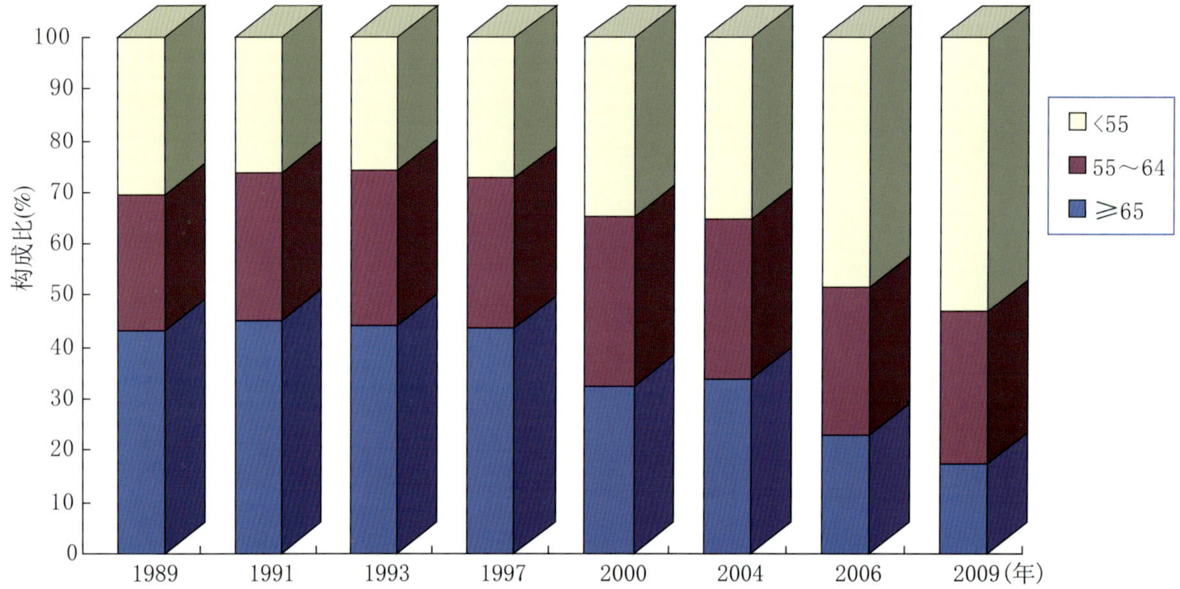

图2－7(3)1989～2009年我国9省市居民（18～49岁）碳水化合物供能比构成变化

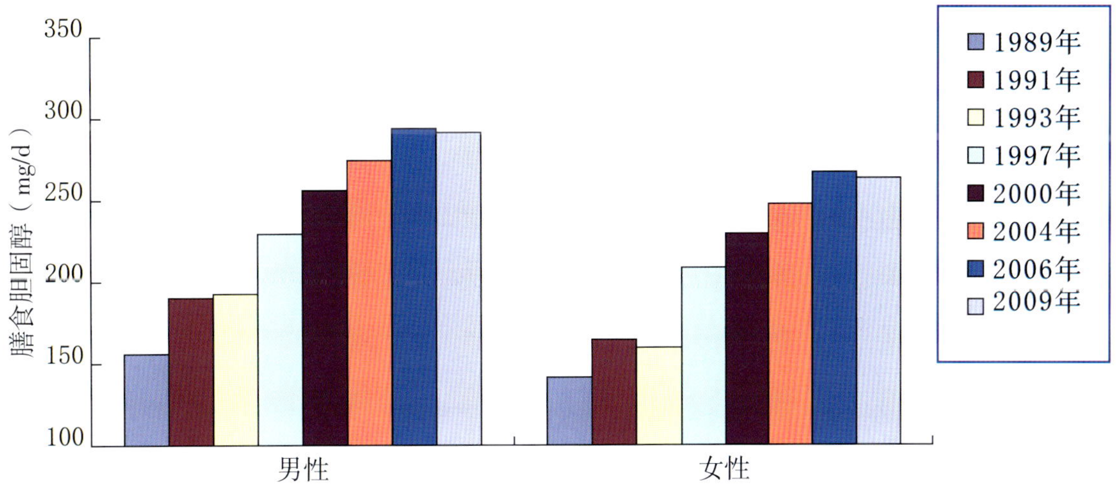

图2－7(4) 1989～2009年我国9省市居民（18～49岁）平均膳食胆固醇摄入量（mg/d）变化

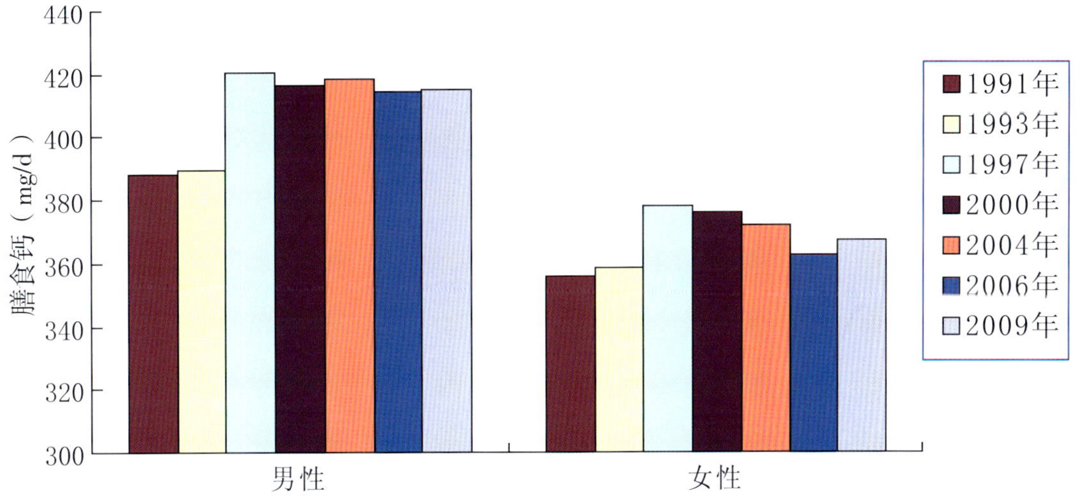

图2－7(5) 1991～2009年我国9省市居民（18～49岁）平均钙摄入量（mg/d）变化

上述结果表明，我国9省区居民多数膳食结构的特点正在发生变化，一些不利于心血管病等慢性疾病的防治的膳食因素依然存在或呈加重的趋势（膳食中能量来源的结构失衡，膳食胆固醇摄入增加，低钙摄入没有根本性改变等），应引起我国政府、卫生行政机关、疾病防治部门及广大居民的重视，大力宣传和推广居民膳食指南、改善居民膳食结构，是目前我国预防包括心血管病在内的慢性疾病的主要措施。

2.8 代谢综合征

2.8.1 代谢综合征患病率

2002年中国营养与健康状况调查，依据CDS和ATPⅢ代谢综合征诊断标准发现，18岁以上代谢综合征患病率粗率分别为6.6%和13.8%。

不同地区代谢综合征患病率：依据IDF代谢综合征诊断标准，广州20岁以上人群代谢综合征的患病率为7.3%，新疆35岁以上人群（汉族和维吾尔族）代谢综合征患病率为30.7%。依据CDS代谢综合征诊断标准，江苏20岁以上人群代谢综合征的患病率为18.7%，深圳15岁（包含15岁）以上代谢综合征患病率为7.62%。见表2-8-1。

表2-8-1 不同地区代谢综合征患病粗率（%）

地区	年龄	样本	抽样方法	患病率（%）（IDF）	患病率（%）（CDS）
江苏[124]	＞20岁	3 436	多阶段分层随机抽样		18.7
广州[125]	＞20岁	6 468	多阶段分层整群抽样	7.3	
新疆[126]	＞35岁	10 242	四阶段整群随机抽样	30.7（汉31.3）（回28.2）	
深圳[127]	≥15岁	8 782	多阶段分层整群抽样		7.62

2.8.2 代谢综合征危险因素

吸烟习惯与代谢综合征：上海[128]一项研究对693名男性随访2.9～5.5年，调整年龄、教育程度、饮酒、胰岛素水平、胰岛素指数和BMI，与不吸烟者相比，吸烟代谢综合征相对危险为2.131（95%CI：1.264～3.592）。戒烟13年代谢综合征的危险显著降低。

饮酒习惯与代谢综合征：上海一项19 215名40岁以上居民参加的研究发现[129]，在男性中，调整年龄、BMI、教育程度、吸烟习惯和体力活动后，和不饮酒者相比，每天酒精摄入50g以上者代谢综合征的危险增加53%。女性中没有发现有此联系。

职业紧张因素与代谢综合征：1 480名男性警察资料进行分析[130]，高度与中度职业紧张者代谢综合征患病风险分别为无职业紧张者的4.82倍(95%CI:1.50～15.41)和3.33倍(95%CI:1.62～6.79)。多因素logistic回归分析显示，任务过重、任务不适和责任感可能为MS患病的职业紧张危险因素，OR(95%CI)值分别为1.06(1.02～1.10)、1.04(1.02～1.07)、1.03(1.01～1.06)。

参考文献：

[1]中国居民营养与健康状况调查报告之一 2002综合报告. 北京: 人民卫生出版社, 53～57.

[2]中国居民营养与健康状况调查报告之四 2002高血压. 北京: 人民卫生出版社, 23～36.

[3]胡以松, 姚崇华, 王文志, 胡建平, 何宇纳, 翟凤英. 2002年中国部分民族高血压患病情况. 卫生研究, 2006, 35: 573～575.

[4]解鸿翔, 宋桂德, 张宏, 田惠光. 2004年天津市15岁以上农村居民血压现况分析. 中国慢性病预防与控制. 2007, 15: 97～100.

[5]Dong GH, Sun ZQ, Zhang XZ, Li JJ, Zheng LQ, Li J, Hu DY, Sun YX. Prevalence, awareness, treatment & control of hypertension in rural Liaoning province, China. Indian J Med Res, 2008, 128: 122～127.

[6]李慧, 孟庆跃, 涂诗意,等.山东农村居民高血压患病与控制状况.中国卫生事业管理, 2009,249 (3) : 185～187.

[7]陈秋雯, 周建新, 赵炜磊. 上海城乡结合部60岁以上居民的高血压血脂异常高血糖现况调查(附11 220例报告).临床心血管病杂志, 2009, 25(2): 125～128.

[8]肖义泽, 陈杨, 许雯, 等. 云南省不同民族高血压患病率及血压平均水平分布特征分析. 心脑血管病防治, 2010, 10(1): 26～27,51.

[9]FU SY, LI WM, ZHAO YJ, et al. Prevalence of hypertension and risk factors in Heilongjiang province in 2007. Chinese Medical Journal, 2010, 123(6): 752～755.

[10]韩冰, 余大海, 王重建, 等. 河南某农村人群高血压患病率、知晓率、治疗率和控制率调查. 郑州大学学报(医学版), 2009, 44(2): 337～339.

[11]陈培培, 娄培安, 余加席, 等. 徐州市居民高血压患病率、知晓率、治疗率及控制情况调查. 中华保健医学杂志, 2010, 12(1): 9～11.

[12]唐丹,秦方, 闫亚非,等.成都社区高血压现状调查. 四川医学, 2010, 31(10):1417～1419.

[13]方顺源, 刘庆敏, 宋凯, 等. 杭州市2007～2009年社区人群高血压流行特征分析. 心脑血管病防治, 2011, 11(1): 24～26.

[14]刘海燕, 马萍,徐清斌, 等. 宁夏吴忠市高血压患病率、知晓率、治疗率、控制率的调查分析. 实用医学杂志 2012, 28(2): 313～316.

[15]Zhao XS, Li SS, Ba S. Prevalence, Awareness, Treatment, and Control of Hypertension Among Herdsmen Living at 4,300 m in Tibet. J American Journal Of Hypertension, 2012, 25(5): 583～589.

[16]He L, Tang X, Song Y, et al. Prevalence of cardiovascular disease and risk factors in a rural district of Beijing, China: a population-based survey of 58,308 residents. BMC Public Health, 2012, 12:34.

[17]Meng XJ, Dong GH, Wang D, et al. Epidemiology of Prehypertension and Associated Risk Factors in Urban Adults From 33 Communities in China: the CHPSNE Study. Circulation Journal,2012, 76, 900～906.

[18]梁秀文. 呼伦贝尔市牧业四旗高血压发病率及相关危险因素的调查. 现代中西医结合杂志.2012,21(1):11～13.

[19]Jianmin Yang, Fanghong Lu, Cheng Zhang, et al. Prevalence of prehypertension and hypertension in a Chinese rural area from 1991 to 2007. Hypertension Research, 2010,33(4):

331～337.

[20]Dongfeng Gu, M, Rachel P. Wildmanb, M, Xiqui Wu, Kristi Reynoldsc, Jianfeng Huanga, Chung-Shiuan Chenc and Jiang He. Incidence and predictors of hypertension over 8 years among Chinese men and women. Journal of Hypertension, 2007, 25:517～523.

[21]Zheng L, Sun Z, Zhang X, et al. Risk of progression to hypertension across baseline blood pressure in nonhypertensive participants among rural Chinese adults: a prospective study. Journal of Hypertension 2010, 28:1158～1165.

[22]王薇，赵冬，孙佳艺，等. 中国正常高值血压人群的心血管病发病风险. 中华心血管病杂志，2007, 12:984～987.

[23]中国居民营养与健康状况调查报告之四2002高血压. 北京：人民卫生出版社，37～48.

[24]中国居民营养与健康状况调查报告之四2002高血压. 北京：人民卫生出版社，49～90.

[25]中国居民营养与健康状况调查报告之四2002高血压. 北京：人民卫生出版社，150～171.

[26]中国慢性病及其危险因素监测报告2007高血压. 中国疾病预防控制中心：人民卫生出版社，2010.

[27]戚文航，潘长玉，林善琰. 我国部分地区高血压登记调查及治疗达标研究. 中华心血管病杂志，2007, 35: 457～460.

[28]Dong GH, Sun ZQ, Zhang XZ, Li JJ, Zheng LQ, Li J, Hu DY, Sun YX. Prevalence, awareness, treatment & control of hypertension in rural Liaoning province, China. Indian J Med Res, 2008, 128(2): 122～127.

[29]Ma WJ, Tang JL, Zhang YH, et al. Hypertension Prevalence, Awareness, Treatment, Control, and Associated Factors in Adults in Southern China. American Journal Of Hypertension, 2012, 25(5):590～596.

[30]胡大一，刘力生，余金明，姚崇华. 中国门诊高血压患者治疗现状登记研究. 中华心血管病杂志，2010, 38(3): 230～238.

[31]王增武，王馨，李贤，等. 中年人群高血压患病率及控制状况的演变趋势. 中华高血压杂志，2008, 16(11): 1033～1036.

[32]邹川南，张新金，陈苗. 昆明四区高血压病患者子代亲属流行病学调查. 中华临床医师杂志，2012，6(4)：1011～1013.

[33]Gu ML, Qi Y, Li MP, Niu WQ. Association of Body Mass Index and Alcohol Intake with Hypertension Subtypes Among HAN Chinese. Clinical and Experimental Hypertension, 2011,33(8):518～524.

[34]张煜，张维，王娇锋，等. 上海市长宁区社区人群原发性高血压患病现况及危险因素的调查.[J]. 老年医学与保健，2012，18(1)：19～22.

[34]Lin YH, Lai XL, Chen G, et al. Prevalence and Risk Factors Associated with Prehypertension and Hypertension in the Chinese She Population. Kidney Blood Press Res 2012,35:305～313.

[36]王志华，初少莉，陈绍行，等. 高血压住院患者病因及危险因素分析. 高血压杂志，2005, 13: 504～509.

[37]袁吉祥，姚成立，王晓婕. 继发性高血压的临床特点分析及诊断[J].宁夏医学杂志，2012，34(2):157～158.

[38]李南方，林丽，王磊，等. 1999～2008年高血压专科住院患者病因构成的分析[J]. 中华心血管病杂志，2010，38(10)：939.

[39]米杰，王天有，孟玲慧，等.中国儿童青少年血压参照标准的研究制定.中国循证儿科杂志，2010,5(1)：4～14.

[40]National High Blood Pressure Education Program Working Group on High Blood Pressure in Children and Adolescents. The fourth report on the diagnosis, evaluation, and treatment of high blood pressure in children and adolescents. Pediatrics 2004, 114: 555～576.

[41]Liang YJ, Xi B, Hu Yh, et al. Trends in blood pressure and hypertension among Chinese children and adolescents: China Health and Nutrition Surveys 1991～2004. Blood Pressure, 2011, 20: 45～53.

[42]Meng LH, Liang YJ, Liu JT, et al. Prevalence and risk factors of hypertension based on repeated measurements in Chinese children and adolescents. Blood Pressure, 2012, Early Online:1～8.

[43]Cao ZQ, Zhu LP, Zhang T, et al. Blood pressure and obesity among adolescents: a school-based population study in China. American Journal of Hypertension,2012, doi,10.1038/ajh.2012.5.

[44]Xu HQ, Hu XQ, Zhang Q, et al. The association of hypertension with obesity and metabolic abnormalities among Chinese children. International Journal of Hypertension,2011, doi,10.4061/2011/987159.

[45]Leung LC, Sung RY, So HK, et al. Prevalence and risk factors for hypertension in Hong Kong Chinese adolescents: waist circumference predicts hypertension, exercise decreases risk. Arch Dis Child, 2011, 96: 804～809.

[46]陆丽萍，万燕萍，戴寅妍，等.长三角4935名在校学生中高血压诊断标准探讨.临床儿科杂志，2011,29（10）：948～956.

[47]Sung RY, Choi KC, So HK, et al. Oscillometrically measured blood pressure in Hong Kong Chinese children and associations with anthropometric parameters. J Hypertens , 2008, 26: 678～684.

[48]Zhang YX, Wang SR. Monitoring of blood pressure in overweight and obese children in Shandong, China. Annals of Human Biology, 2011, 38(5): 603～607.

[49]Ma J, Wang ZQ, Dong B, et al. Quantifying the relationships of blood pressure with weight, height and body mass index in Chinese children and adolescents. Journal of Paediatrics and Child Health, 2012, 48 : 413～418.

[50]席波，米杰，王俐等.北京市儿童青少年原发性高血压的家庭聚集性分析.中华流行病学杂志.2008,29（9）：849～854.

[51]赵地，张明明，陈芳芳等.儿童期高血压对成年期罹患高血压的预测研究.北京医学， 2008,30（11）：657～660.

[52]牟建军，刘治全. 青少年心血管病危险因素识别研究—陕西儿童高血压队列，中华心血管病杂志，2008,36（增刊）115～116.

[53]Liang YJ, Mi j. Pubertal hypertension is a strong predictor for the risk of adult hypertension. Biomed Environ Sci, 2011, 24(5): 459～466.

[54]赵地，张明明，米杰，等.儿童期至成年期血压变化对成年期心肾功能的影响.中华儿科杂志，2008,46（10）：763～768.

[55]杨功焕. 中国人群2002年吸烟与被动吸烟的现状调查.中华流行病学杂志， 2005， 26(2): 77～83.

[56]Gonghuan Yang, Lixin Fan, Jian Tan, et al. Smoking in China: Findings of the 1996 National Prevalence Survey. JAMA. 1999,282(13):1247～1253.

[57]杨功焕， 胡鞍钢. 控烟与中国未来——中外专家中国烟草使用与烟草控制联合评估报告. 北京：经济日报出版.

[58]Gonghuan Yang, Qiang Li, Jason Hsia. Prevalence of smoking in China in 2010. N Engl J Med 364,25: 2469～2470.

[59]姜垣,李新华,吴曦,等. 中国医生吸烟与戒烟行为. 中国慢性病预防与控制. 2009, 17(3):224～227.

[60]季成叶主编. 中国青少年健康现状/危险行为调查综合报告2005. 北京: 北京大学医学出版社, 2007.

[61]Jiang He, Dongfeng Gu, Xigui Wu, et al. Major Causes of Death among Men and Women in China. N Eng J Med 2005,353:1124～1134.

[62]Gu D, Kelly TN, Wu X, etc. Mortality attributable to smoking in China. N Engl J Med. 2009 Jan 8,360(2):150～159.

[63]王薇，赵冬，孙佳艺. 中国11省市队列研究人群危险因素与不同类型心血管病发病危险的比较. 中华心血管病杂志, 2006, 34(12):1133～1137.

[64]周北凡. 中国人群心血管病危险因素作用特点的前瞻性研究. 中华流行病学杂志, 2005, 26(1): 58～61.

[65]Kelly TN, Gu D, Chen J,etc. Cigarette Smoking and Risk of Stroke in the Chinese Adult Population. Stroke. 2008 Jun,39(6):1688～1693. Epub 2008 Mar 6.

[66]孙海宁, 胡盛寿, 郑哲, 侯剑锋.吸烟和戒烟对冠状动脉旁路移植术后远期结果的影响. 中华心血管病杂志, 2011(39): 805～809.

[67]王锦纹, 胡大一, 孙艺红,等. 不同性别人群吸烟与代谢综合征危险因素相关性分析. 中华医学杂志, 2011(91): 110～117.

[68]Peter H Whincup, Julie A Gilg, Jonathan R Emberson, et al. Passive smoking and risk of coronary heart disease and stroke: prospective study with cotinine measurement. BMJ 2004, 329: 200～205.

[69]洪霞, 脑卒中的流行病学及其危险因素. 中国卒中杂志, 2006(8)：559～563.

[70]Tao SC, Li YH, Xiao ZK et al. Serum lipids and their correlates in Chinese urban and rural populations of Beijing and Guangzhou. Inter J Epidemiol, 1992; 21 (5):893-903

[71]The WHO MONICA Project. Geographical variation in the major risk factors of coronary heart disease in men and women aged 35-64 years. World Health Statistics,1988, 41(3/4):115～140.

[72]吴兆苏 等. 我国多省市心血管病趋势及决定因素的人群监测（中国MONICA）中华心血管病杂志,1997,25（4）：255～259.

[73]Beifan Zhou et al.Ecological Analysis of the association between incidence and risk factors of coronary heart disease and stroke in Chinese populations..CVD Prevention, 1998,1（3）：207～216.

[74]国家”九五”科技攻关课题协作组.我国中年人群心血管病主要危险因素的流行现状及从80年

代初至90年代末的变化趋势. 中华心血管病杂志，2001,29(2):74～79.

[75]He J, Gu D, Reynolds K et al. Serum total and lipoprotein cholesterol levels and awareness, treatment, and control of hypercholesterolemia in China. Circulation 2004 July 27,110(4):405～11.

[76]赵文华等.中国18岁以上人群血脂异常流行特点的研究.中华预防医学杂志，2005,39:306～310.

[77] Yang WY, Xiao JZ, Yang ZJ, Ji LN, Jia WP, Weng JP, et al. Serum lipids and lipoproteins in Chinese men and women. Circulation.2012,125: 2212～2221.

[78]中国居民营养与健康状况调查报告之七.2002，血脂.

[79]李健斋，牛庆田，李培瑛，等.婴儿至青少年期的血脂与脂蛋白研究.北京医学1987,9（6）：346～349.

[80]马文军，许燕君，傅传喜，等.广东省6188名3至14岁儿童血脂水平及影响因素分析.中华心血管病杂志，2005,33（10）：950～955.

[81]刘颖，米杰，杜军保，等. 北京地区6-18岁儿童血脂紊乱现况调查.中国实用儿科杂志，2007,22（2）：101～102.

[82]闫辉，米杰，刘颖，等.家族史及体重指数在儿童血脂紊乱筛查中的意义.北京大学学报（医学版），2007,39（6）：591～594.

[83]武阳丰，赵冬，周北凡，等.中国成人血脂异常诊断和危险分层方案的研究. 中华心血管病杂志，2007,35（5）：428～433.

[84]李莹，陈志红，周北凡，等. 血脂和脂蛋白水平对我国中年人群缺血性心血管病时间的预测作用. 中华心血管病杂志，2004，32（7）：643～647.

[85]周北凡整理.中国人群心血管病危险因素作用特点的前瞻性研究.中华流行病学杂志，2005,26（1）：58～61.

[86]岳寒，顾东风，吴锡桂，等. 首都钢铁公司5 137名男工心肌梗死发病危险因素的研究；中华预防医学杂志，2004,38(1)：43～46.

[87]Li JX, Cao J, Lu XF, Chen SF, Yu DH, Duan XF, Wu XG, Gu DF. The Effect of Total Cholesterol on Myocardial Infarction in Chinese Male Hypertension Population. Biomedical and Environmental Sciences，2010, 37～41.

[88]李健斋，陈曼丽，王抒，等。老年人血脂与冠心病的长期随访研究.中华心血管病杂志，2002,30（11）：647～650.

[89]王薇，赵冬，孙佳艺，等.中国11省市队列人群危险因素与不同类型心血管病发病危险的比较. 中华心血管病杂志，2006，34（12）：1133～1137.

[90]王淼，赵冬，王薇， 等. 中国35～64岁人群血清甘油三酯与心血管病发病危险的关系. 中华心血管病杂志，2008，36（10）：940～943.

[91]任洁，赵冬，刘静，等. 非高密度脂蛋白胆固醇水平与中国人群心血管病发病危险的相关性. 中华心血管病杂志2010, 38(10):934～938.

[92]Ren J, Grundy SM, Liu J, Wang W, Wang M, Sun J, Liu J, Li Y, Wu Z, Zhao D. Long-term coronary heart disease risk associated with very-low-density lipoprotein cholesterol in Chinese: the results of a 15-Year Chinese Multi-Provincial Cohort Study (CMCS). Atherosclerosis, 2010, 211(1):327～332.

[93]全国高胆固醇血症控制状况多中心研究协作组.高胆固醇血症临床控制状况多中心协作研究 -达标率及影响因素. 中华心血管病杂志2002，30（2）：104～109.

[94]第二次中国临床血脂控制状况多中心协作研究组。第二次中国临床血脂控制达标率及影响因

素多中心协作研究.中华心血管病杂志，2007,35（5）：420～427.

[95]赵连成，梁立荣，陈祚，田秀芝，武阳丰. 我国高胆固醇血症患者临床控制状况变化趋势：2000年与2004-2006年达标率比较.中华心血管病杂志,2007，35（9）：861～864.

[96]Dayi Hu, Jue Li, Xiankai Li for CCEP. Investigation of blood lipid levels and Statin Interventions in outpatients with coronary heart disease in China—The China Cholesterol Education Program (CCEP). Circ J 2008,72:2040～2045.

[97]BiYF, Gao RL, Patel A et al. Evidence-based medication use among Chinese patients with acute coronary syndromes at the time of hospital discharge and 1year after hospitalization: Results from the Clinical Pathways for Acute Coronary Syndromes in China (CPACS) study. Am Heart J 2009, 157:509～516.

[98]Yuan-Lin Guo, Jun Liu, Jian-Jun Li, Cheng-Gang Zhu, Ping Qing, Yan-Jun Jia, Na-Qiong Wu, Shao-Ping Nie, Zi-Cheng Li, He-Song Zeng, Ping Yang.A multi-center survey of achieving recommended lipid goals in Chinese patients with coronary artery disease in real world cardiovascular practice. Int J Cardiol，2011,153(2)211～212 .

[99]Wenying Yang, Juming Lu, Jianping Weng, et al. Prevalence of diabetes among men and women in China. N Eng J Med 2010,362(12):1090～1101.

[100]糖尿病患病率及平均血糖水平：王陇德主编：中国居民营养与健康调查报告之一 —2002综合报告 北京：人民卫生出版社，2005：57～60.

[101]全国糖尿病研究协作组调查研究组. 全国14省市30万人口中糖尿病调查报告.中华内科杂志 1981,20（11）：678～683.

[102]王克安，李天麟，向红丁，等. 中国糖尿病流行特点研究.中华流行病学杂志 1998,19（5）：282～285.

[103]叶真,丛黎明,丁钢强,等. 浙江省成人糖尿病患病率调查.中华内分泌代谢杂志,2011,27:988～991.

[104]Pan et al.大庆六年前瞻性研究.Diabetes Care 1997 (16) 150～156.

[105]Wenying Yang, Juming Lu, Jianping Weng, et al. N Eng J Med.2010,362:1090-1101.

[106]Lancet,大庆糖尿病预防20年随访研究.2008,371:1783～1789.

[107]多中心试验.中华内分泌代谢杂志.2001年第17卷第1期.

[108]解放军总院.Diabetic Medicine.1999,（16）477～481.

[109]Pan et al.Diabetes Care .1997(20)537～544.

[110]Guangwei Li,et al, Lancet.2008,371:1783～89.

[111]Gong et al, Diabetologia.2011,54:300～307.

[112]傅汉菁，袁申元，万钢，等. 北京15个城区社区成人糖尿病人群伴发代谢综合征及其组分的特征分析：北京社区糖尿病研究2.中华全科医师杂志，2011,10, 390～393.

[113]马晓静，孙庆毅，包玉倩，等. 糖尿病医院社区一体化管理模式的初步探索上海医学，2010,33（7）：685～686.

[114]马冠生，李艳平，武阳丰，等. 1992至2002年间中国居民超重率和肥胖率的变化. 中华预防医学杂志. 2005,39(5):311～315.

[115]Xi B, Liang Y, He T, et al. Secular trends in the prevalence of general and abdominal obesity among Chinese adults, 1993～2009. Obes Rev. 2012,13(3):287～96.

[116]Ng S, Norton E, Popkin B. Why have physical activity levels declined among Chinese adults? Findings from the 1991～2006 China health and nutrition surveys, Social Science & Medicine. 2009,68(7): 1305～1314.

[117]国家体育总局. 第三次全国群众体育现状调查报告. 北京：人民体育出版社, 2010.

[118]中华人民共和国卫生部疾病预防控制局. 中国成人身体活动指南（试行）. 北京：人民卫生出版社，2011.6.

[119]翟凤英 杨晓光主编. 《2002年中国居民营养与健康状况调查报告》之二：《膳食与营养素摄入情况》，北京：人民卫生出版社. 2006.72.

[120]“中国健康与营养调查” 项目组. 1989～2009年中国九省区居民膳食营养素摄入状况及变化趋势（一)健康与营养调查项目总体方案. 营养学报,2011,33(3)：234～236.

[121]张兵，王惠君，杜文雯，等. 1989～2009年中国九省区居民膳食营养素摄入状况及变化趋势（二）18～49岁成年居民膳食能量摄入状况及变化趋势. 营养学报,2011,33(3)：237～242.

[122]苏畅，张兵，王惠君，等. 1989-～2009年中国九省区膳食营养素摄入状况及变化趋势(五)18-49岁成年居民膳食脂肪与胆固醇摄入状况及变化趋势.营养学报,2011,33(6)：546～550.

[123]刘爱东，张兵，王惠君，等.1991～2009年中国九省区膳食营养素摄入状况及变化趋势(六)18～49岁成人膳食钙摄入量及变化趋势.营养学报,2012,34(1)：10～14.

[124]童国玉，胡云，陈军建，等.江苏地区糖尿病、代谢综合征患病率现况调查.中华糖尿病杂志，2011，3：463～467.

[125]Lao XQ, Zhang YH, Wong MC, et al. The prevalence of metabolic syndrome and cardiovascular risk factors in adults in southern China. BMC Public Health. 2012, 12:64

[126]杨天，马依彤，杨毅宁，等.新疆地区汉族、维吾尔族成年人群代谢综合征流行病学调查，新疆医科大学学报，2011, 34：129～132.

[127]彭子日，汪保国，周海滨，等.深圳市15岁以上常住居民代谢综合征流行病学调查，中国热带医学2011, 11(7);852～854.

[128]Zhu Y, Zhang M, Hou X,et al.Cigarette smoking increases risk for incident metabolic syndrome in Chinese men-Shanghai diabetes study. Biomed Environ Sci.2011, 24(5),475～482.

[129]Jin L, Huang Y, Bi Y, Zhao L, et al. Association between alcohol consumption and metabolic syndrome in 19,215 middle-aged and elderly Chinese. Diabetes Res Clin Prac, 2011, 92(3):386～392.

[130]刘乾，岳松，汤乃军，等.男性警察职业紧张与代谢综合征的关系.中华预防医学杂志，2011, 45：639～644.

第三部分 心血管病防治研究

3.1 冠心病、急性冠状动脉综合征和心绞痛

3.1.1 冠心病流行病学

3.1.1.1 中国人群冠心病的死亡率和变化趋势[1]

● 2010年冠心病的死亡粗率

根据《2011年中国卫生统计年鉴》提供的数据，2010年中国城市居民冠心病死亡粗率为86.34/10万，农村居民冠心病死亡粗率为69.24/10万。 与2009年城市和农村冠心病死亡粗率(94.96/10万、71.27/10万)相比均有所下降。总体上看城市地区冠心病死亡粗率高于农村，男性高于女性。见图3-1-1（1），表3-1-1（1）。

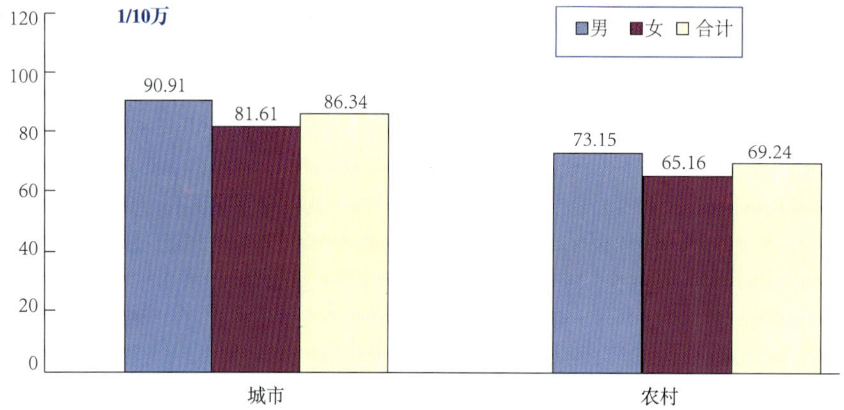

图3-1-1（1） 2010年中国城乡不同性别人群冠心病死亡粗率比较

表3-1-1（1） 2010年冠心病死亡粗率(1/10万)

	城市合计			大城市			中小城市			农村		
	合计	男性	女性	合计	男性	女性	合计	男性	女性	合计	男性	女性
急性心肌梗死	42.27	42.39	33.63	42.27	47.04	37.35	23.73	26.56	20.76	43.19	47.06	39.15
其他冠心病	53.65	48.52	47.98	53.65	53.79	53.51	29.75	30.61	28.85	26.05	26.09	26.01
冠心病合计	95.92	90.91	81.61	95.92	100.83	90.86	53.48	57.17	49.61	69.24	73.15	65.16

● 2002～2010年冠心病和急性心肌梗死的死亡粗率变化趋势

2002~2010年，城市冠心病死亡粗率总体上高于农村，2010年与2009年相比呈现下降态势，农村冠心病死亡粗率连续三年超过了中小城市的水平。

值得注意的是，从2005年开始，农村急性心肌梗死死亡粗率呈现快速上升趋势，到

2009年已超过城市平均水平，2010年虽然有所下降，但死亡率却超过大城市的平均水平，成为急性心肌梗死死亡粗率最高的地区。见图3-1-1（2、3）

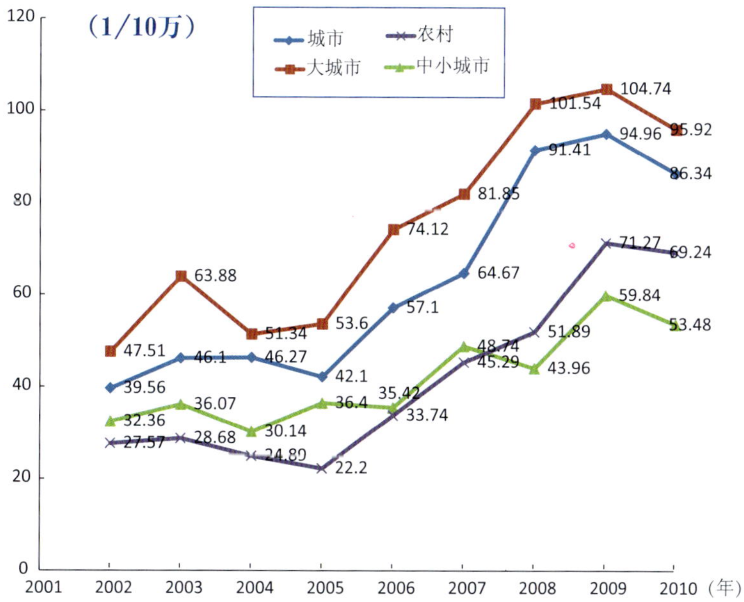

图3-1-1（2） 2002～2010年城乡地区冠心病死亡粗率变化趋势比较（1/10万）

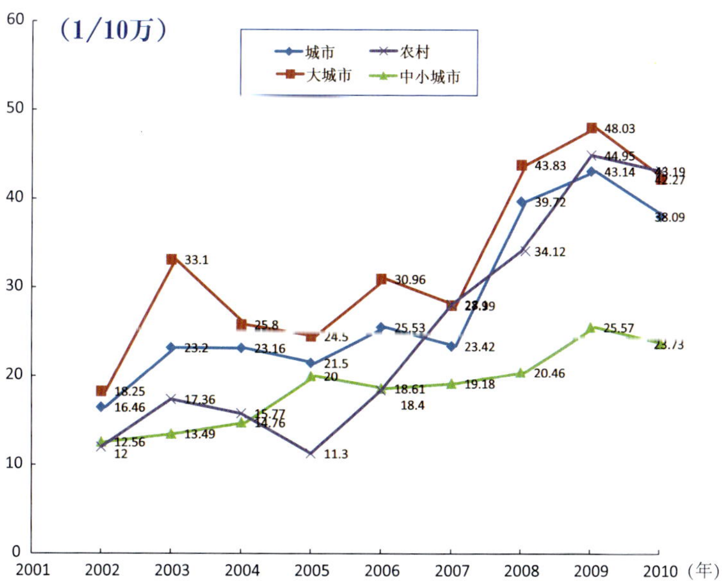

图3-1-1（3） 2002～2010年城乡地区急性心梗死亡粗率变化趋势比较（1/10万）

●中国人群2002～2010年急性心肌梗死年龄别死亡专率变化(1/10万)

急性心肌梗死死亡率随年龄的增加而增加，40岁开始显著上升，其递增趋势近似于指数关系。无论是城市还是农村，男性或者女性，2002～2010年各年数据均可发现上述现象。见图3-1-1（4～7）。

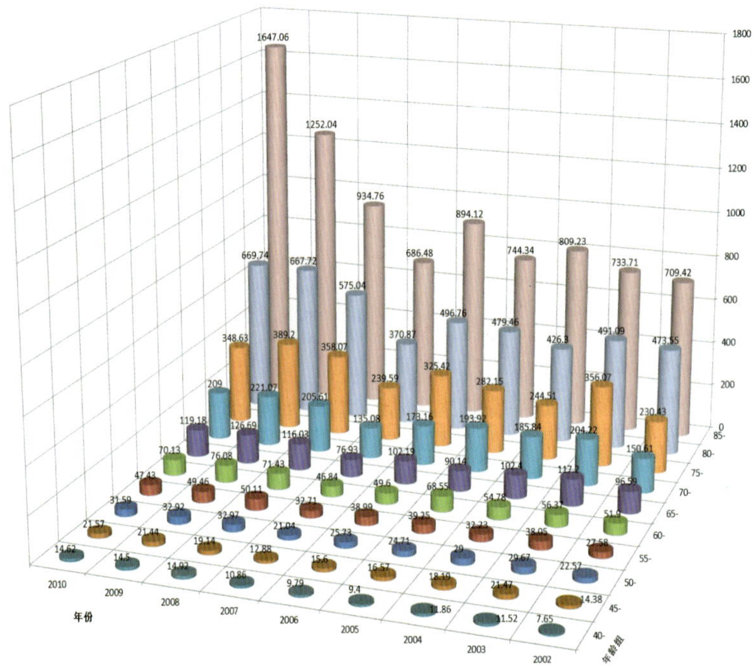

图3-1-1（4） 2002～2010年城市男性各年龄组急性心肌梗死死亡率变化趋势

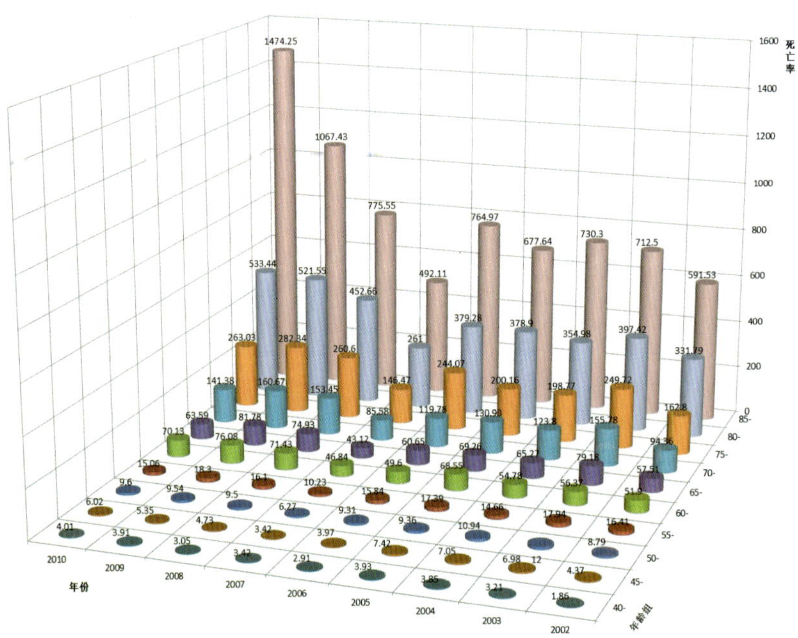

图3-1-1（5） 2002～2010年城市女性各年龄组急性心肌梗死死亡率变化趋势

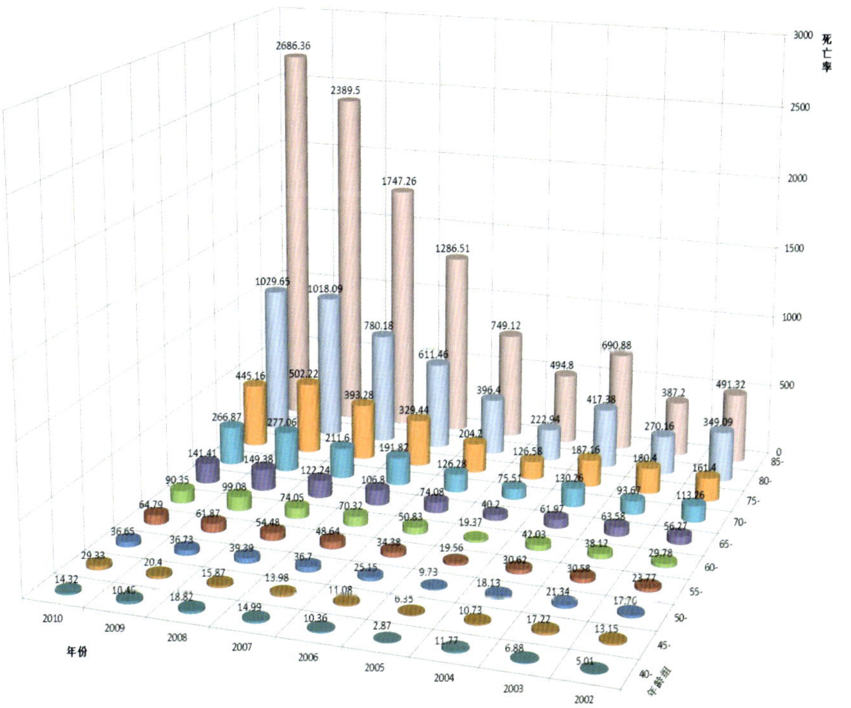

图3-1-1（6）2002～2010年农村男性各年龄组急性心肌梗死死亡率变化趋势

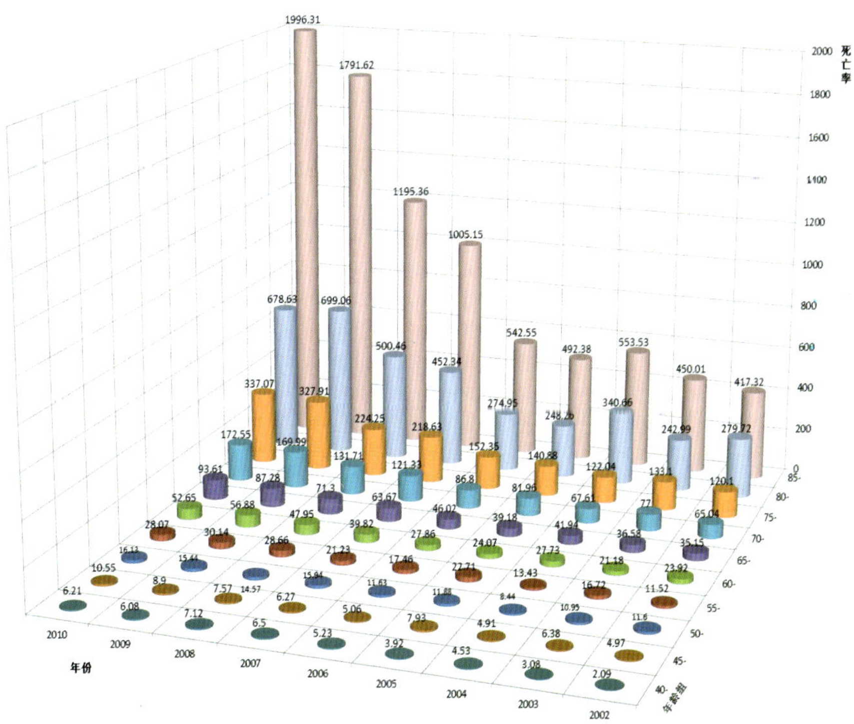

图3-1-1（7）2002～2010年农村女性各年龄组急性心肌梗死死亡率变化趋势

3.1.1.2 中国人群冠心病患病率[2]

2008年，中国卫生服务调查研究中第四次家庭健康询问调查的结果显示：城市调查地区缺血性心脏病的患病率为15.9‰，农村调查地区为4.8‰，城乡合计为7.7‰。与2003年第三次调查数据相比（城市12.4‰、农村2.0‰、合计4.6‰），有较大幅度升高。

3.1.1.3 北京市居民冠心病住院率的变化趋势[3]

有学者通过对北京市公共卫生信息中心的北京市出院患者信息数据库的分析，总结了2007～2009年北京市25岁以上居民冠心病住院率及其在不同性别、年龄及地区间的分布和变化趋势。结果显示：2007～2009年北京市25岁以上冠心病住院患者248 049例，北京市户籍人口占73.7%。3年间户籍人口冠心病平均住院率为651.2/10万，其中男性为741.2/10万，女性为560.9/10万。远郊区县住院率高于城区（671.9/10万 vs621.8/10万）。急性心肌梗死、不稳定性心绞痛和其他冠心病3年平均住院率分别为126.4/10万、226.4/10万和298.4/10万。

2007～2009年，北京市户籍人口冠心病住院率从598.1/10万上升至706.5/10万，升高18.1%。女性上升幅度高于男性（22.2% vs 16.6%）。2009年急性心肌梗死和不稳定性心绞痛的住院率分别增加了55.3%和24.5%，而其他冠心病下降了5.7%。城区、近郊区和远郊区冠心病住院率均上升，其中远郊区上升幅度最大，为36.6%。

3.1.1.4 北京市居民急性冠心病事件发病率监测[4]

通过整合北京市公共卫生信息中心的北京市出院病人信息、北京市疾病预防与控制中心的北京市死因登记信息，对2007～2009年北京市25岁以上居民的急性冠心病事件的发病率和分布进行统计分析。结果显示：2007～2009年，北京市25岁以上居民发生急性冠心病事件共68 390例，年龄标化发病率为166.4/10万（男性为218.5/10万，女性为115.2/10万）。2007～2009年年龄标化发病率分别为158.4/10万、169.4/10万和171.2/10万，2009年比2007年上升了8.1%，其中男性上升11.1%，女性上升2.5%。男性35～44岁增幅最大，达到30.3%。各年度急性冠心病事件的发病率均随年龄的增大而增大。

3.1.1.5 冠心病危险因素相关研究

(1)中国人群心血管病及其危险因素患病率[5]

在2007～2008年中国糖尿病和代谢紊乱研究中，通过多阶段随机抽样法，在全国范围内获取了46 239名20岁以上成年人的样本。调查结果显示：男性冠心病、脑卒中和心血管病的患病率分别为0.74%、1.07%和1.78%，女性为0.51%、0.60%和1.10%。无论男女，心血管病患病率随年龄的增加而增加。男性超重、肥胖、高血压、血脂异常、高血糖的患病率分别为36.67%、30.09%、67.43%和26.69%，女性为29.77%、24.79%、63.98%和23.62%。所有样本人群中具有1,2,3,或>/=4个特定危险因素（吸烟，超重或肥胖,高血压,血脂异常，高血糖)者的比例为31.17%、27.38%、17.76%和10.19%。多因素分析调整性别和年龄因素后，具有1、2、3或4个特定危险因素者与无危险因素者比较，其患心血管病的比值比分别为2.36、4.24、4.88和7.22。

(2)心理因素与急性心肌梗死的关系[6]

病例对照研究INTER-HEARTChina Study入选了病例组2 909人，对照组2 947人，匹配原则为性别和年龄（+/-5岁），来自17个不同的中国城市，时间为1999～2002年。研究结果显示：病例组在家庭或工作中心理压力较大，其中具有持久性压力者的比值比为3.2(95%CI：2.1～4.9)，具有阶段性压力者比值比为2.1(95%CI：1.5～2.8)。与对照相比，病例组抑郁的发生率较高(19.6% vs 9.3%)，其比值比为2.2（95%CI：1.9～2.6)。具有1个、2个、3个或更多抑郁症状者AMI发生的风险分别增加2.1、2.2、和2.6倍。女性抑郁者AMI的风险(OR3.0,95%CI：2.2～4.0)超过男性抑郁者(OR2.0,95%CI：1.6～2.4)。负面生活事件使得AMI风险增加,一个负面事件OR为1.7(95%CI：1.4～2.0)、两个或以上负面事件，OR为1.8（95%CI：1.3～2.4)。

(3)婚姻状况、教育程度与急性心肌梗死的关系[7]

同样来自INTER-HEART China Study的结果显示：在调整年龄、性别，BMI、心理因素、生活方式等因素后，总体上，单身者AMI的比值比为1.51(95%CI:1.18～1.93)l，其中男性为1.19(0.84～1.68；P=0.072)，女性为2.00(1.39～2.86;P<0.0001)。性别与婚姻状况之间具有交互作用。8年以下教育水平者，其患AMI的OR值为1.45（1.26～1.67)，男性1.29(1.09～1.52)，女性1.55(1.16～2.08)。单身、低教育程度女性AMI的OR值最高（2.95,1.99～4.37)。

3.1.2 冠心病临床研究

3.1.2.1 冠心病介入治疗

（1）“真实世界”实践中生物降解大分子涂层的雷帕霉素洗脱支架的持久的临床安全性与有效性：CREATE（EXCEL生物降解大分子药物洗脱支架的多中心注册）研究的3年结果。

4个国家59个中心参加的市场后观察性多中心登记注册研究[8]，入选2077例患者（年龄61±11岁，男性74%，90%为急性冠状动脉综合征），全部接受EXCEL支架（聚乳酸涂层雷帕霉素洗脱支架）治疗，共治疗3 080处靶病变，置入EXCEL支架3 748枚，双联（阿司匹林+氯吡格雷）抗血小板治疗6个月（6个月后停用氯吡格雷），随访3年（于1、6、12、18、24、36个月进行临床评价），主要终点为主要心脏事件发生率，次要终点为累积靶病变血运重建及血栓事件发生率，评价生物降解大分子涂层的雷帕霉素洗脱支架（EXCEL）的临床安全性与有效性。结果，97.5%的患者（2 025例）完成3年随访，80.5%患者（1 626例）于6个月后停用氯吡格雷，3年的临床结果见表3-1-2（1），支架血栓事件结果见表3-1-2（2），延长氯吡格雷治疗于减少累积心脏事件发生率及支架血栓事件发生率未受益。

表3-1-2（1） 3年随访临床结果

3年结果（n= 2 025）	n（%）
死亡	80（4.0）
心脏性	40（2.0）
非心脏性	40（2.0）
非致命性心肌梗死	14（0.7）
靶病变血运重建	49（2.4）
主要心脏事件	92（4.5）

表3-1-2（2） 3年随访支架血栓事件

血栓事件	ARC 肯定	ARC 倾向于	ARC 可能	合计
急性（≤24小时）	1	1	0	2（0.10）
亚急性（24小时～30天）	4	4	0	8（0.39）
晚期（30天～1年）	1	0	6	7（0.34）
很晚期（>1年）	4	6	4	14（0.69）
合计	10（0.49）	11（0.54）	10（0.49）	31（1.52）

注：数据为例（%）。ARC：Academic Research Consortium.

该研究提示："真实世界" 实践中生物降解大分子涂层的雷帕霉素洗脱支架应用后双联抗血小板治疗6个月后随访3年安全有效。

（2）"真实世界"实践中无大分子涂层的Paclitaxel–洗脱微孔支架的安全性与有效性：SERY–I注册研究的1年随访[9]

2008年6月至2009年9月中国27家医学中心参加的多中心前瞻性的登记注册研究，入选1 045例患者（年龄64±11岁，男性74%，74%患者为非ST段抬高急性冠状动脉综合征），接受YinYi支架治疗，双联抗血小板治疗（阿司匹林+氯吡格雷）1年，共治疗1 376处靶病变，置入支架1 713枚。随访1年，主要终点为累积主要心脏事件发生率，次级终点为支架血栓事件发生率。30天时完成随访100%，6个月完成随访99%，1年时完成随访98.8%。心脏事件结果见表3–1–2（3），支架血栓事件结果见表3–1–2（4）。

表3-1-2（3）　主要心脏事件结果

事件结果	n(%)
30天（n= 1 045）	
非心脏性死亡	0（0）
心脏性死亡	2（0.19）
非致死性心肌梗死	2（0.19）
靶病变血管血运重建	0（0）
合计	4（0.38）
6个月（n=1 035）	
非心脏性死亡	1（0.08）
心脏性死亡	6（0.58）
非致死性心肌梗死	5（0.48）
靶病变血管血运重建	25（2.42）
合计	36（3.48）
1年（n–1 032）	
非心脏性死亡	1(0.08)
心脏性死亡	8(0.78)
非致死性心肌梗死	6(0.58)
靶病变血管血运重建	46(4.45)
合计	60(5.81)

表3-1-2（4） 支架血栓事件结果

血栓事件	ARC 肯定	ARC 倾向于	ARC 可能	合计
急性（≤24小时）	0	0	0	0（0）
亚急性（24小时～30天）		2	0	2（0.19）
晚期（30天～1年）	6	0	2	8（0.78）
合计	6（0.58）	2（0.19）	2（0.19）	10（0.97）

注：数据为 例（%）。ARC： Academic Research Consortium.

该研究提示：在“真实世界”临床实践中无大分子涂层的Paclitaxel洗脱Yinyi支架治疗冠状动脉疾病安全有效。

（3）患冠状动脉疾病的中国女性与男性接受置入药物洗脱支架治疗的5年临床结果比较：三个中心的前瞻性登记注册研究[10]。

2005年1月到2005年12月三个中心参加的前瞻性登记注册研究，入选996例患者[女性298例（29.9%），男性698例（70.1%）]，接受药物（雷帕霉素或Paclitaxel）洗脱支架治疗，随访5年，主要终点为心脏事件发生率。男女两组基线情况见表3–1–2（5）。随访5年累计心脏事件见表3–1–2（6）。

表3-1-2（5） 基线特征

参数	女性（n=298）	男性(n=698)	P值
年龄（岁）	64±9	63±11	0.660
身高（cm）	160±4	165±6	<0.001
体重（Kg）	60± 8	65±11	<0.001
空腹总胆固醇（mmol/L）	5.17±1.12	4.57±1.10	<0.001
ST段抬高心肌梗死[例(%)]	26(8.7)	134(19.2)	<0.001
左心室射血分数（LVEF）（%）	61±11	57±13	0.003

表3-1-2（6） 随访5年主要心脏事件发生率

参数	女性（n=298）	男性(n=698)	P值
主要心脏事件[例（%）]	53(17.8)	176(25.2)	0.011
习性计分配对后主要心脏事件[例（%）]	33(15.5)	47(22.1)	0.106

该研究提示：经校正后患原发冠状动脉疾病的中国女性与男性接受置入药物洗脱支架治疗的5年临床结局等同。

（4）ST段抬高急性心肌梗死女性患者接受初始经皮穿刺冠状动脉介入治疗后的独立无再流预测因素的研究[11]。

2007年1月到2010年1月在北京的2个医学中心进行的前瞻性观察性研究，连续入选起病12小时的ST段抬高心肌梗死女性患者320例，接受初始经皮穿刺冠状动脉介入治疗，采集临床及冠状动脉造影资料分析，发现无再流患者81例（25.3%），分析无再流患者组与恢复再流患者组基线特征及治疗，探索独立预测无再流的因素。基线特征见表3−1−2（7），对无再流预测因素的单变量及多变量Logistic回归分析结果见表3−1−2（8）。

表3-1-2（7）　基线特征

参数	无再流组(n=81)	恢复再流组(n=239)	P值
年龄（岁）	70±9	68±10	0.060
SBP(mmHg)	101.1±26.7	114.2±24.4	<0.0001
DBP(mmHg)	66.0±17.4	71.5±14.1	0.005
Killip分级			<0.0001
1(%)	37(45.7)	160(66.9)	
2(%)	29(35.8)	61(25.5)	
3(%)	3(3.7)	12(5.0)	
4(%)	12(14.8)	6(2.5)	
CK−MB峰值(U/L)	239±205	160±166	0.003

注：SBP 收缩期血压，DBP 舒张期血压。

表3-1-2（8）　无再流预测因素的单变量及多变量Logistic回归分析结果

参数	单变量分析		多变量分析	
	P值	OR(95%CI)	P值	OR(95%CI)
入院时SBP<100mmHg	<0.0001	1.022(1.011～1.033)	0.004	1.019(1.006～1.032)
靶病变长度>20mm	0.002	1.951(1.921～1.982)	0.016	1.948(1.908～1.990)
侧支循环0−1	0.009	1.726(1.148～2.595)	0.019	1.952(1.914～1.992)
Pre−PCI血栓计分≥4	<0.0001	3.669(3.548～3.815)	0.007	4.184(1.482～11.813)
PCI前用IABP	0.003	1.894(1.898～2.996)	0.011	1.949(1.168～3.253)

注：SBP 收缩期血压；PCI 经皮穿刺冠状动脉介入治疗；IABP 主动脉内球囊反搏术。

无再流发生率随独立预测因素数增加而增加，见图3-1-2（1）。

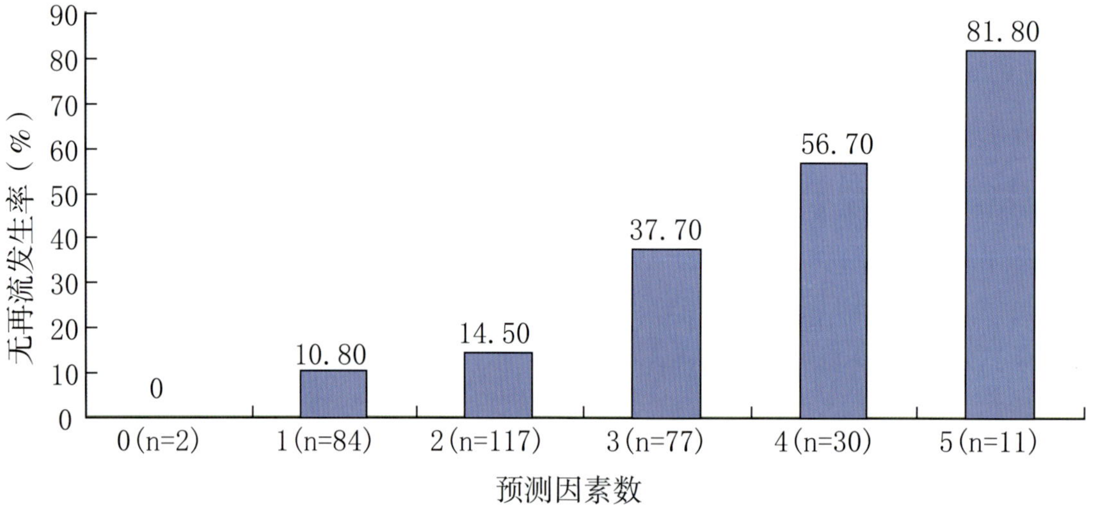

图3-1-2（1）无再流发生率与独立预测因素数关系

该研究提示：ST段抬高急性心肌梗死女性患者接受初始经皮穿刺冠状动脉介入治疗后的独立无再流预测因素是入院时收缩压<100mmHg、靶病变长度>20mm、侧支循环0-1、PCI前血栓计分≥4及PCI前应用IABP。

3.1.2.2 急性冠状动脉综合征

本研究[12]为中国的17个城市25个中心参加的标准化的病例对照的INTER-HEART中国研究的一部分，入选症状起始24小时内的急性心肌梗死首次住院患者2 909例[62±12岁，男性2 027例（69.7%）]，按年龄、性别配对的对照组2 947例[60±11岁，男性2 048例（69.5%）]。

评价分析精神紧张、负性生活事件、抑郁及对生活环境的控制能力与急性心肌梗死的关系。结果，病例组与对照组间精神危险因素比较见表3-1-2（9）；性别间比较，无论男女家中紧张与急性心肌梗死明显相关，男性甚于女性；抑郁相关性女性较男性更强。

表 3-1-2（9）病例组与对照组间精神危险因素比较[例（%）]

危险因素	病例组	对照组	OR（95%CI）
一般性紧张（n=5 816）			
持续性	87（3.0）	34(1.2)	3.2(2.1～4.9)
个别时段	312（10.8）	178(6.1)	2.1(1.5～2.8)
某些时段	1 511(52.5)	1 671(56.8)	1.1(1.0～1.2)
未经历过	966（33.6）	1 057(36.0)	1.0(1.0～1.0)

（续表）

工作时紧张(n=2 468)			
持续性	44(3.7)	26(2.0)	2.2(1.3～3.7)
个别时段	135(11.5)	90(6.9)	1.8(1.4～2.6)
某些时段	552(47.1)	696(53.7)	1.0(0.8～1.2)
未经历过	441(37.6)	484(37.3)	1.0(1.0～1.0)
家中紧张(n=5 814)			
持续性	48(1.7)	9(0.3)	5.2(2.5～10.9)
个别时段	224(7.8)	113(3.8)	2.4(1.9～3.1)
某些时段	1 400(48.7)	147(50.2)	1.1(1.0～1.3)
未经历过	1 203(41.8)	1 342(45.7)	1.0(1.0～1.0)
财经紧张(n=5 839)			
高度/严重	334(11.5)	332(11.3)	1.3(1.0～1.5)
中度	1 393(48.1)	1 279(43.4)	1.3(1.2～1.5)
轻度/无	1 167(40.3)	1 334(45.3)	1.0（1.0～1.0）
负性生活事件(n=5 844)			
2或多个	156(5.4)	81(2.7)	1.8(1.3～2.4)
1	452(15.6)	264(9.0)	1.7(1.4～2.0)
无	2 289(79.0)	2 602（88.3）	1.0（1.0～1.0）
生活环境控制能力(n=5 856)			
高	412(14.2)	441(15.0)	0.8(0.7～.0)
中	1 906(65.5)	2 025(68.7)	0.9(0.8～1.0)
低	591(20.3)	481(16.3)	1.0(1.0 1.0)
抑郁(n=5 776)			
感觉抑郁	559(19.6)	273(9.3)	2.2(1.9～2.6)
无	2 295(80.4)	2 649(90.7)	1.0(1.0～1.0)

该研究提示：中国人群中数个精神因素与急性心肌梗死发病密切相关。精神紧张在男性明显加急性心肌梗死发病风险，抑郁在女性明显加急性心肌梗死发病风险。

3.1.2.3 不同入院心率水平与ST段抬高型心肌梗死（STEMI）患者预后的关系

2001～2004年中国274家医院参加的CREATE研究[13]的亚组分析，分析CREATE数据库中7 495例中国STEMI患者，以入院不同心率水平分为 <60次/分组（991例）、60～69次/分组（1 491例）、70～79次/分组（1 743例）、80～89次/分组（1 495例）、90～99次/分组（794例）和≥100次/分组（971例），分析各组患者30天的心脏血管终点事件发生情况。结果发现，基线资料显示，心率≥90次/分的2组患者，入院血糖水平、女性、前壁心肌梗死、既往高血压、糖尿病、心功能Killip Ⅱ–Ⅳ级发生率均高于60～69次/分组。病死率见图3–1–2（2），联合终点事件发生率见图3–1–2（3）。

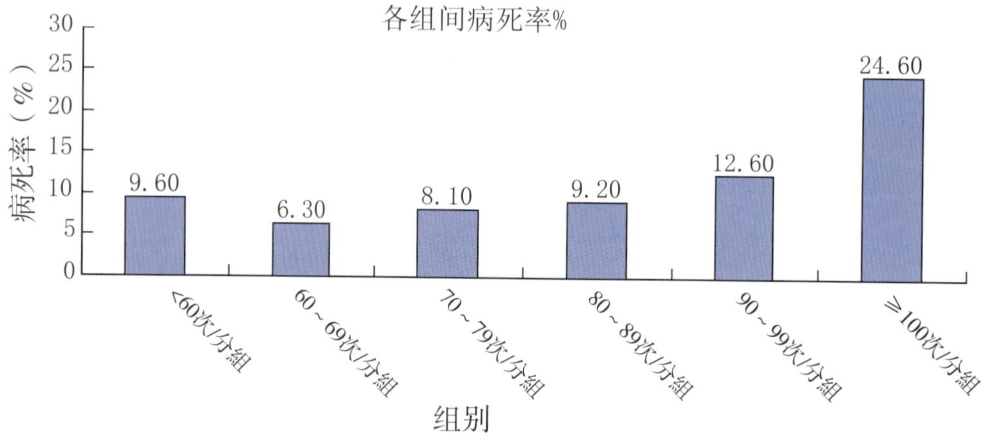

图3-1-2（2）CREATE研究中不同心率组别与病死率的关系

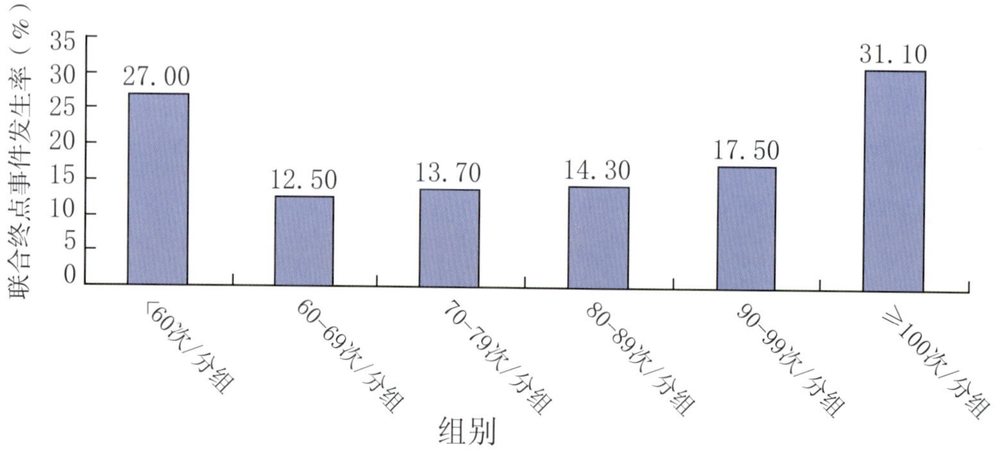

图3-1-2（3）CREATE研究中不同心率组别联合终点事件发生率

多因素回归分析结果见表3-1-2（10）及表3-1-2（11）。

表3-1-2（10） 多因素回归分析入院心率水平对30天死亡的预测价值

组别	OR	95%CI	P值
<60次/分组	0.832	0.589～1.177	0.299
60～69次/分组	1.000		
70～79次/分组	1.391	1.028～1.883	0.032
80～89次/分组	1.447	1.066～1.966	0.018
90～99次/分组	1.834	1.303～2.582	0.001
≥100次/分组	2.579	1.893～3.515	<0.001

表3-1-2（11） 多因素回归分析入院心率水平对30天联合终点事件的预测价值

组别	OR	95%CI	P值
<60次/分组	1.532	1.201～1.954	0.001
60～69次/分组	1.000		
70～79次/分组	1.173	0.930～1.480	0.177
80～89次/分组	1.254	0.989～1.889	0.061
90～99次/分组	1.436	1.091～1.889	0.010
≥100次/分组	1.893	1.471～2.436	<0.001

该研究提示：ST段抬高型急性心肌梗死患者入院心率水平是近期预后的预测因素。

3.1.2.4 ST段抬高型心肌梗死患者治疗及近期预后的性别差异

2001～2004年中国274家医院参加的CREATE研究的亚组[14]分析，分析CREATE数据库中7 431例中国STEMI患者，分成男女两组，比较药物治疗30天的死亡、联合终点事件（包括死亡、再梗死、卒中、大出血及心力衰竭）发生情况，应用多变量回归分析比较男女在治疗及近期预后方面的差异。结果，一般情况及基线临床特征见表3-1-2（12）；住院期间治疗情况见表3-1-2（13），进行多变量校正后，男女在接受PCI治疗方面仍有差异；30天预后情况见表3-1-2（14），进行多变量校正后，全因死亡性别差异仍有统计学意义，女性显著高于男性（OR=1.425，95%CI：1.163～1.747，P<0.01），女性联合终点事件发生率是男性的1.193倍。

表3-1-2（12） 一般情况及基线临床特征

项目	男性（n=5 275）	女性(n=2 156)	P值
年龄	60±12	68±9	<0.01
心率（次/分）	77±18	79±20	<0.01
收缩压(mmHg)	125±25	127±29	0.09
舒张压（mmHg）	79±17	77±18	<0.01
Killip分级≥Ⅲ级[例(%)]	281(5.3)	194(9.0)	<0.01
胸痛到入院事件（分钟）	342±196	363±193	<0.01
心肌梗死部位[例（%）]			
前壁	2 857(54.2)	1 081(50.1)	<0.01
下壁	2 333(44.2)	1 011(46.9)	<0.01
侧壁	85(1.6)	64(3.0)	<0.01
既往史[例（%）]			
心肌梗死	455(8.6)	137(6.4)	<0.01
高血压	1 992(37.8)	1015(47.1)	<0.01
心力衰竭	113(2.1)	81(3.8)	<0.01
糖尿病	478(9.1)	358(16.6)	<0.01
卒中	477(9.0)	222(10.3)	0.05
入院实验室检查			
血糖（mmol/L）	8.18±3.99	9.41±4.93	<0.01

表3-1-2（13） 住院期间治疗[例(%)]

治疗	男性(n=5 275)	女性(n=2 156)	P值
溶栓	2 910(55.2)	1 001（46.4)	<0.01
PCI	693(13.1)	169（7.8)	<0.01
药物			
阿司匹林	5 076(96.2)	2 039（94.6)	<0.01
氯吡格雷	1 544(29.3)	528（24.5)	<0.01
β-受体阻滞剂	33209(62.9)	1 250（58.0)	<0.01
ACEI	3 814（72.3)	1 486（69.5)	0.01
降脂治疗	3 800(72.0)	1 503（68.9)	0.00
钙拮抗剂	6 51(12.3)	291（13.5)	0.09

表3-1-2（14） 30天预后情况[例(%)]

终点事件	男性(n=5 275)	女性(n=2 156)	P值
死亡	435(8.2)	372(17.3)	<0.01
再梗死	93(1.8)	47(2.2)	0.14
卒中	33(0.6)	23(1.1)	0.04
大出血	20(0.4)	13(0.6)	0.13
心力衰竭	912(17.3)	558(25.9)	<0.01
联合终点	1156(21.9)	724(33.6)	<0.01

该研究提示：中国ST段抬高型心肌梗死患者在接受再灌注治疗和终点事件方面确实存在性别差异，女性患者的入院症状较男性严重，接受再灌注治疗女性显著低于男性，近期预后较男性差。

3.1.2.5 中国辽宁省ST段抬高心肌梗死患者的前瞻性多中心研究[15]

2009年6月1日至2010年6月1日，在中国辽宁省的20家医院（包括8家三级医院，12家二级医院）进行的前瞻性多中心的观察性注册登记研究，连续入选症状起始24小时内的ST段抬高型急性心肌梗死（STEMI）患者1 429例（821例于三级医院，608例于二级医院），其中女性患者388例（27.7%）。分成男女两组，收集分析比较患者基线临床特征、治疗过程及住院期间、随访1年的负性心脏事件。主要终点为死亡和主要心脏事件。结果，基线临床特征见表3-1-2（15）；住院期间治疗及结果见3-1-2（16）；终点事件见表3-1-2（17）；多因素回归分析30天死亡预告因子及1年死亡预告因子见表3-1-2（18）及表3-1-2（19）。调整其他影响因素后，性别未代入方程。

表3-1-2（15） 基线临床特征

项目	女性(n=388)	男性（女1041）	P 值
年龄（岁）	70± 10	60±12	<0.001
冠心病家族史[例（%）]	54(13.9)	234(22.5)	<0.001
吸烟[例（%）]	49（12.6）	598(57.4)	<0.001
肾功能不全[例（%）]	10(2.6)	16(1.5)	0.191
高血压[例（%）]	238(61.3)	415(39.9)	<0.001
糖尿病[例（%）]	144(37.1)	179(17.2)	<0.001
高脂血症[例（%）]	136(37.1)	281(27.0)	0.03
症状—就医进门时间			
中位数（第25至第75分钟）	180(111-395)	120(60～250)	<0.001
≤60分钟[例（%）]	55(14.2)	293(28.1)	<0.001
≤120分钟[例（%）]	130(33.5)	531(51.0)	<0.001
心肌梗死部位[例（%）]			0.535
前壁	201(51.8)	559(53.9)	
下壁	166(42.8)	439(42.2)	
其他（侧壁，后壁）	21(5.4)	43(4.1)	

表 3-1-2（16） 住院期间治疗及结果

项目	女性[例（%）]	男性[例（%）]	P值
急诊再灌注治疗	152(39.2)	604(58.0)	<0.001
初始PCI	79(20.4)	322(30.9)	<0.001
进门到球囊时间			
中位数（第25至第75分钟）	130(103～218)	150(110～200)	0.660
≤90分钟	13（17.6）	44（14.3）	0.477
溶栓治疗	72(18.6)	277(26.6)	0.002
进门到进针时间			
中位数（第25至第75分钟）	60(33～133)	50(30～95)	0.043
≤30分钟	18（25.0）	99（35.7）	0.085
入院时Killip分级			<0.001
I	270(69.6)	880(84.5)	
II	57(14.7)	89(8.5)	
III	28(7.2)	32(3.1)	
IV	33(8.5)	40(3.8)	
药物治疗			
阿司匹林	370(95.4)	1 010(97.0)	0.125
氯吡格雷	303(78.1)	867(83.3)	0.023
β-受体阻滞剂	253(65.2)	690(66.3)	0.703
ACEI/ARB	246(63.4)	705(67.7)	0.124
他汀	337(86.9)	950(91.3)	0.013
低分子肝素	340(87.6)	939(90.2)	0.158
GPIIb/IIIa受体拮抗剂	24(6.2)	107(10.3)	0.017
传统中药	111(28.6)	241(23.2)	0.033

表 3-1-2（17） 主要终点事件结果

项目	女性[例（%）]	男性[例（%）]	P值	HR(95%CI)
全因死亡				
30天	76(19.6)	100(9.7)	<0.001	2.118(1.572～2.854)
1年	93(25.3)	121(11.8)	<0.001	2.174(1.659～2.848)
心源性死亡				
1年	91(24.4)	118(11.5)	<0.001	2.178(1.657～2.863)
致死性及非致死性再次心肌梗死				
30天	11(3.3)	12(1.3)	0.014	2.678(1.182～6.069)
1年	22(7.3)	40(5.4)	0.062	1.634(0.971～2.749)
非致死性再次心肌梗死				
30天	1(0.3)	9(1.0)	0.266	0.328(0.042～2.591)
1年	8(3.2)	31(4.4)	0.513	0.772(0.355～1.680)

表 3-1-2（18） 多因素分析(Cox 回归)30天死亡预测因素

项目	β	P值	HR	95%CI
年龄	0.043	<0.001	1.044	1.030～1.059
肾功能不全	0.921	0.004	2.512	1.350～4.675
前壁心肌梗死	0.320	0.038	1.377	1.018～1.863
急诊再灌注治疗	-0.937	<0.001	0.392	0.276～0.557

表 3-1-2（19） 多因素分析(Cox回归)1年死亡预测因素

项目	β	P值	HR	95%CI
年龄	0.054	<0.001	1.056	1.041-1.070
肾功能不全	1.048	<0.001	2.851	1.642-4.951
吸烟	0.404	0.016	1.497	1.079-2.077
冠心病历史	0.373	0.034	1.452	1.029-2.048
前壁心肌梗死	0.337	0.016	1.401	1.064-1.844
急诊再灌注治疗	-0.858	<0.001	0.424	0.308-0.584

该研究提示：女性ST段抬高型心肌梗死患者30天死亡危险及1年死亡危险较男性患者高，但该差异可以由女性较男性年长并且女性更少接受再灌注治疗来解释。

3.1.2.6 冠心病的一级与二级预防

2010年1月1日至2011年3月31日，中国12个城市33个医学中心参加的多中心、非盲、不设平等对照的新药上市后IV期临床试验[16]，入选高胆固醇血症患者429例，每例受试者均采用每天晚上口服匹伐他汀2mg一次，分别于用药前、用药后4周及12周随访评价疗效及安全性。结果，完成规定治疗及预订随访397例（年龄56±10岁，女性60.5%），受试者用药前后肾功能和血常规指标的变化差异无统计学意义，肝功与肌酶也未超过安全度限度。LDL-C测定情况见表3-1-2（20），治疗12周时血脂异常危险等级及LDL-C达标情况见表3-1-2（21）。

表3-1-2（20）　受试者（397例）治疗不同阶段LDL-C测定值

治疗阶段	测定值	百分比（%）	95%CI
基线	4.10±0.77		
治疗4周	2.97±0.90	-26.0±23.8	-28.4～-23.7
治疗12周	2.78±0.84	-30.3±26.2	-32.8～-27.7

表3-1-2（21）　治疗12周时血脂异常危险等级及LDL-C达标情况

危险等级及其达标值	治疗例数	达标例数	达标率（%）	95%CI
低危（<4.14 mmol/L）	207	191	92.3	88.7～95.9
中危（<3.37 mmol/L）	46	35	76.1	61.0～87.0
高危（<2.59 mmol/L）	134	64	47.8	39.3～56.3
极高危（<2.07 mmol/L）	10	4	40.0	12.0～74.0

该研究提示：匹伐他汀具有良好的安全性和有效性，可用于我国高胆固醇患者的治疗。

3.2 脑卒中

3.2.1 脑血管病流行病学

3.2.1.1 中国人群脑血管病的患病率、死亡率和变化趋势

(1)中国卫生服务调查[17]

自1993年开始，卫生部每5年在全国范围内组织一次国家卫生服务调查，如今已进行了4次。2008年中国城乡脑血管病患病率9.7‰，估算全国至少有脑血管病患者970万。根据4次卫生服务调查的结果，我国脑血管病患病率呈上升趋势，城市脑血管病患病率高于农村。见图3-2-1（1）。

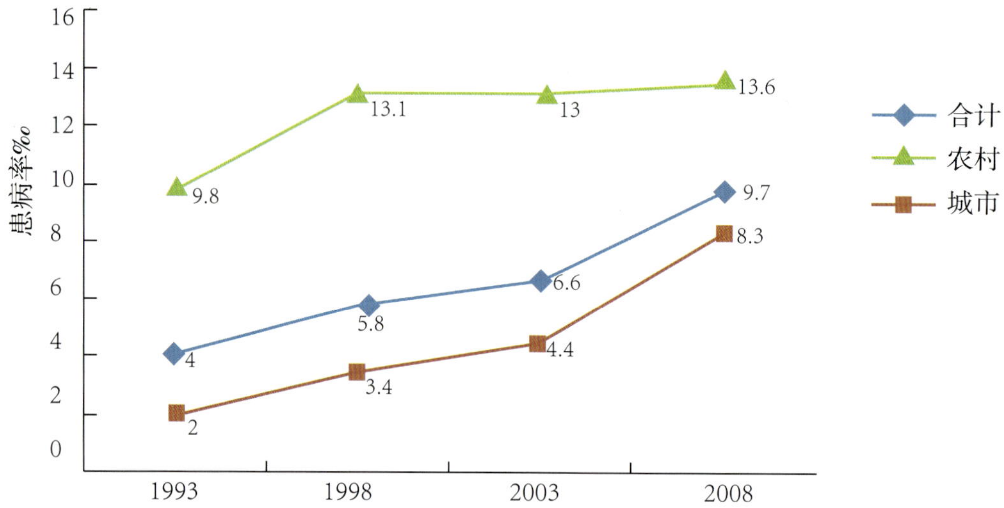

图3-2-1（1）1993～2008年中国城乡脑血管病患病率（‰）变化趋势

(2)2007～2008年脑血管病患病率

2007～2008年进行了“国家糖尿病和代谢紊乱研究”，来自我国14个省市年龄≥20岁的46 239名成年人参与了调查。结果显示，我国男性脑卒中患病率为10.7‰，女性为6.0‰[18]。

(3)2010年脑血管病的死亡粗率

根据《2011年中国卫生统计年鉴》提供的数据，2010年中国城市居民脑血管病死亡粗率为125.15/10万[19]。农村居民脑血管病死亡粗率为145.71/10万。如果据此估算，依据第六次人口普查结果，我国2010年死于脑血管病的城镇居民为83.3万人，农村居民98.2万人。总体上看农村脑血管病死亡粗率高于城市，城市、农村男性均高于女性。见图3-2-1（2），表3-2-1（1）。

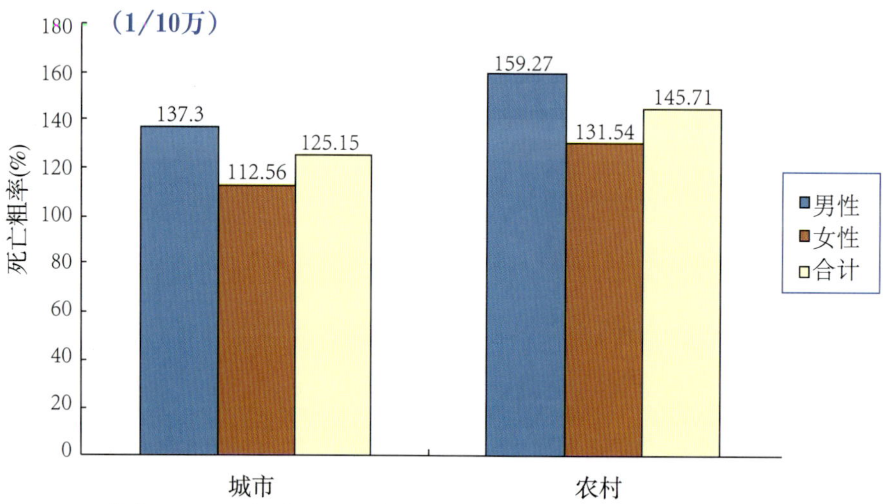

图3-2-1（2）2010年中国城乡不同性别人群脑血管病死亡粗率比较

表3-2-1（1）. 2010年脑血管死亡粗率(1/10万)

脑血管病	城市合计			大城市			中小城市			农村		
	合计	男性	女性	合计	男性	女性	合计	男性	女性	合计	男性	女性
	125.15	137.3	112.56	132.09	144.60	119.18	101.36	112.51	89.67	145.71	159.27	131.54

(4)中国城市人群2010年脑血管病年龄别死亡专率(1/10万)

城市地区脑血管病死亡率随年龄的增加而增加，各年龄组的男性均高于女性。其递增趋势近似于指数关系。见图3–2–1（3），表3–2–1（2）。

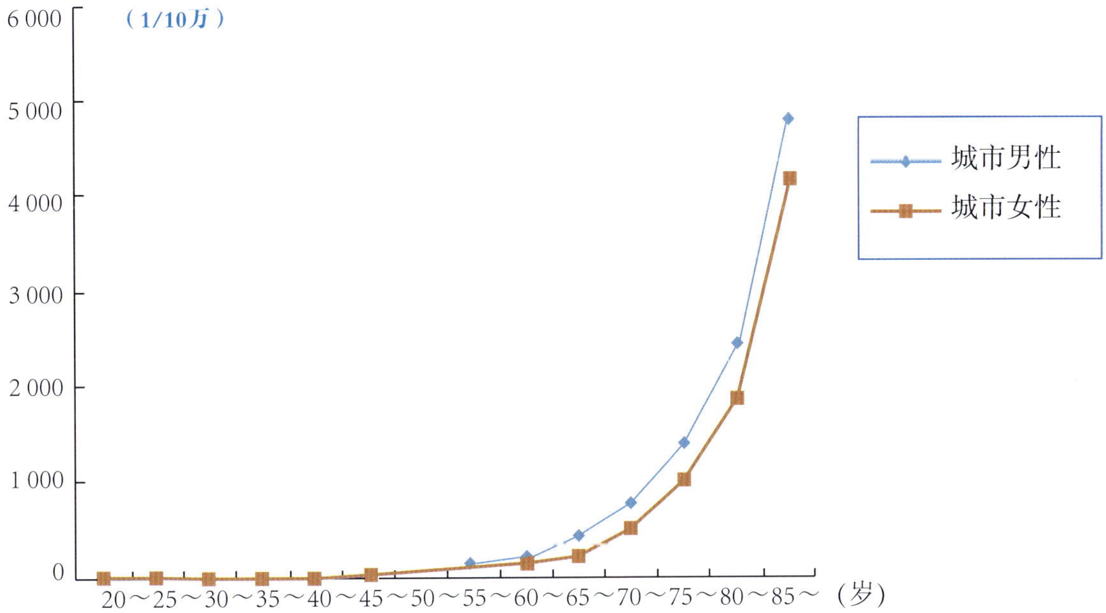

图 3-2-1（3） 城市地区不同性别、年龄组人群脑血管病死亡专率比较

表3-2-1（2）中国城市地区2010年脑血管病年龄别性别死亡专率(1/10万)

年龄	20～	25～	30～	35～	40～	45～	50～	55～	60～	65～	70～	75～	80～	85～
男性	2.01	2.39	6.36	13.79	28.27	53.98	83.15	128.89	226.81	404.24	750.72	1390.35	2427.74	4855.81
女性	0.97	1.31	2.17	4.55	11.21	19.95	35.25	62.79	128.29	225.46	486.98	963.97	1866.46	4139.36

(5)中国农村人群2010年脑血管病年龄别死亡专率(1/10万)

农村脑血管病死亡粗率亦随年龄呈指数型递增，各年龄组的男性均高于女性。见图3–2–1（4），但总体水平高于城市，见表3–2–1（3）。

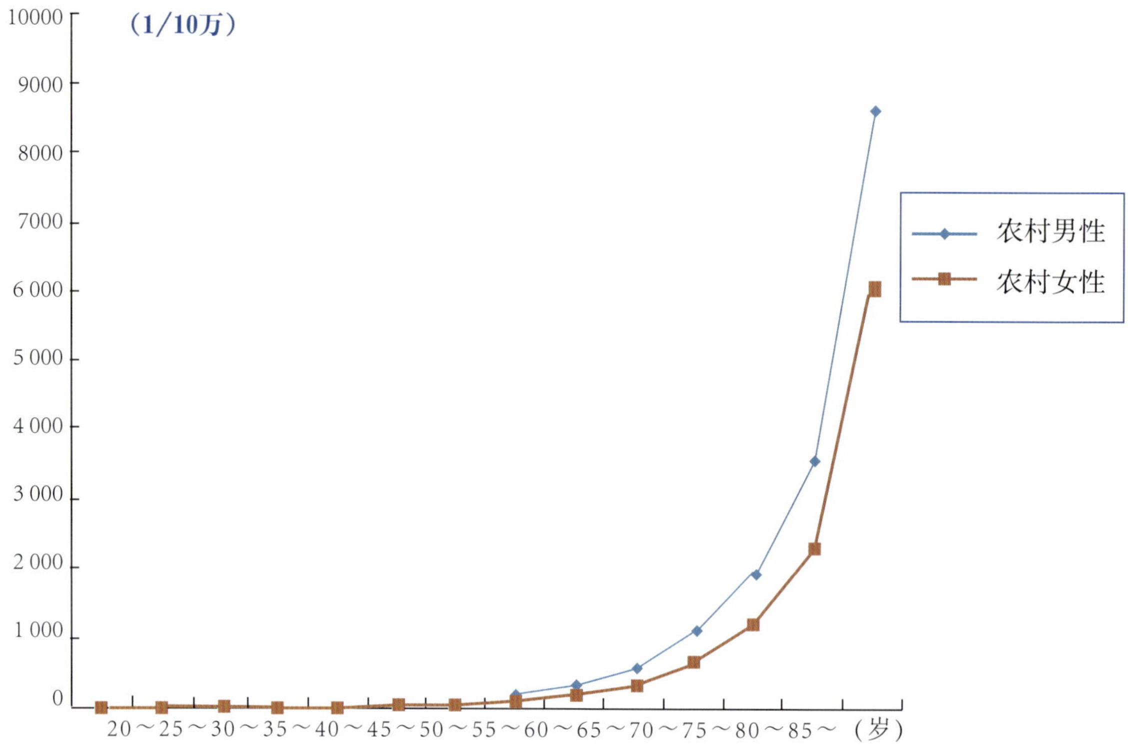

图3-2-1（4） 农村地区不同性别、年龄组人群脑血管病死亡专率比较

表3-2-1（3）中国农村地区2010年脑血管病年龄别性别死亡专率(1/10万)

年龄	20～	25～	30～	35～	40～	45～	50～	55～	60～	65～	70～	75～	80～	85～
男性	1.17	3.01	5.36	10.85	28.64	53.09	96.63	172.6	321.17	551.55	1 071.27	1 908.68	3 593.87	8636.89
女性	0.98	2.07	2.59	4.63	11.88	30.38	54.09	101.17	179.95	322.79	669.53	1 198.85	2 336.19	6082.08

(6)2003~2010年脑血管病的死亡粗率变化趋势

2003～2010年农村脑血管病死亡粗率总体上高于城市地区。与2006年相比，2009年脑血管病死亡粗率城市地区上升1.41倍，农村地区上升1.44倍，但2010年城市及农村地区的脑血管病死亡率均较2009年下降。见图3-2-1（5）。

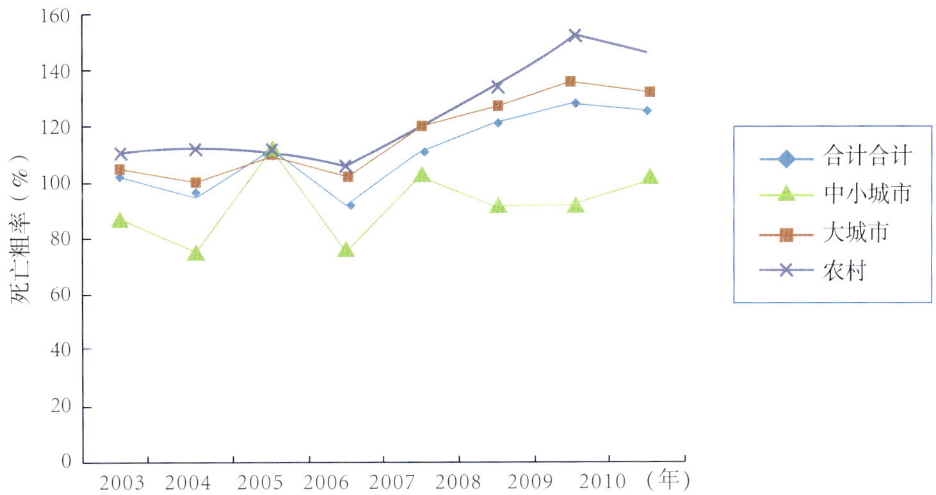

图3-2-1（5） 2003～2010年城乡地区脑血管病死亡粗率变化趋势比较

3.2.2 不同地区脑卒中流行情况

3.2.2.1 西藏自治区卒中特征

一项住院研究[20]显示，与华西医院收治的脑卒中患者相比，西藏自治区人民医院收治的急性首发卒中患者的峰值年龄提前10年；脑出血为主，占74.1%；高血压和酗酒是最重要的血管危险因素；各型脑卒中的院内死亡率均高。见表3-2-2（1、2）。

表3-2-2（1） 西藏自治区人民医院和华西医院卒中患者的人口学特征和卒中类型

	西藏自治区人民医院（n = 301）	华西医院（n = 3334）	P值	OR（95% CI）
年龄（岁）	54.63±13.96	60.01±10.95	<0.0011	-
年龄组（岁）				
<45	78（25.9）	580（17.4）	<0.001	1.66（1.26~2.18）
45~54	70（23.3）	557（16.7）	0.004	1.51（1.14~2.00）
55~64	80（26.6）	689（20.6）	0.016	1.39（1.06~1.82）
65~74	57（18.9）	804（24.1）	0.043	0.74（0.55~0.99）
75~84	10（3.3）	586（17.6）	0.000	0.16（0.09~0.31）
85+	6（2.0）	118（3.5）	0.157	0.55（0.24~1.27）
男性	180（59.8）	1 962（58.8）	0.748	1.04（0.82~1.32）
卒中亚型				
缺血性卒中	43（14.3）	2 060（61.8）	<0.001	0.10（0.07~0.14）
脑出血	223（74.1）	656（19.7）	<0.001	11.67（8.89~15.31）
蛛网膜下腔出血	35（11.6）	618（18.5）	0.003	0.58（0.40~0.83）

表3-2-2（2） 西藏自治区人民医院和华西医院缺血性卒中患者的住院时间、危险因素和早期结局

	西藏自治区人民医院（n ＝ 43）	华西医院(n=2 060)	P值	OR（95% CI）
住院时间，年龄				
范围	1～72.0（71.9）	2～72.0（71.8）	-	-
中位数	24	48	-	-
住院时间[例（%）]				
<3小时	6（14.0）	496（24.1）	0.123	0.51（0.22～1.22）
3～6小时	9（20.9）	619（30.1）	0.196	0.612（0.29～1.29）
6～24小时	11（25.6）	388（18.8）	0.264	1.48（0.74～2.97）
1～10天	14（32.5）	418（20.3）	0.049	1.90（0.99～3.62）
11～28天	3（7.0）	139（6.7）	0.765	1.04（0.32～3.39）
危险因素[例（%）]				
高血压	30（69.8）	1 013（49.2）	0.008	2.39（1.24～4.60）
酗酒	13（30.2）	426（20.7）	0.127	1.66（0.86～3.21）
高脂血症	3（7.0）	117（5.7）	0.734	1.25（0.38～4.09）
糖尿病	1（2.3）	323（15.7）	0.010	0.13（0.02～.93）
心房颤动	3（7.0）	173（8.4）	1.000	0.82（0.25～2.67）
高原红细胞增多症	2（4.7）	16（0.8）	0.051	6.23（1.39～27.99）
早期结局[例（%）]				
独立生活	12（27.9）	836（40.6）	0.094	
残疾	26（60.5）	1163（56.4）	0.600	
院内死亡	5（11.6）	61（3.0）	0.001	

3.2.2.2 香港卒中发病率和死亡率的时间-空间差异

根据香港医管局出院数据[21]，分析1999~2007年间当地不同区域35岁及以上居民卒中各亚型发病率和死亡率变化趋势。多水平模型显示，55岁以上居民中，缺血性卒中发病率下降，而出血性卒中发病率上升；缺血性卒中死亡率下降，而出血性卒中死亡率稳定。不同居住区域的发病率和死亡率有差异，但医管局不同服务区域之间无差异。只有不同行政区划的缺血性卒中发病率和出血性卒中死亡率的差异可以部分用社会经济状态解释。见表3−2−2（3）。

表 3-2-2（3） 香港卒中发病率和死亡率行政区域间回归分析结果[估计（标准误）]

	发病率		病例死亡率	
	出血性卒中	缺血性卒中	出血性卒中	缺血性卒中
香港岛				
中西区	-0.1067 (0.0344)*	-0.0750 (0.0417)	-0.0004 (0.0764)	-0.0875 (0.0656)
湾仔区	-0.0792 (0.0359)*	-0.0893 (0.0424)*	-0.0737 (0.0772)	-0.0055 (0.0738)
东区	-0.0815 (0.0268)*	-0.0118 (0.0404)	-0.0497 (0.0679)	-0.1435 (0.0534)*
南区	-0.0667 (0.0327)*	-0.1029 (0.0411)*	-0.0220 (0.0742)	-0.1071 (0.0597)
九龙				
油尖旺区	-0.0828 (0.0309)*	-0.0218 (0.0275)	-0.1219 (0.0599)*	-0.1562 (0.0576)*
深水区	-0.0783 (0.0280)*	-0.0026 (0.0266)	-0.0740 (0.0546)	-0.1916 (0.0521)*
九龙城区	-0.0447 (0.0289)	-0.0916 (0.0270)*	-0.0768 (0.0562)	-0.1317 (0.0547)*
黄大仙区	-0.0118 (0.0273)	-0.0186 (0.0263)	-0.0671 (0.0534)	-0.1066 (0.0533)*
观塘区	-0.0424 (0.0263)	-0.0295 (0.0260)	-0.2372 (0.0531)*	-0.3462 (0.0536)*
新界				
葵青区	0.0279 (0.0273)	-0.0194 (0.0263)	-0.0389 (0.0539)	-0.0663 (0.0541)
荃湾区	-0.0218 (0.0332)	-0.1020 (0.0286)*	-0.0442 (0.0646)	-0.0080 (0.0655)
屯门区	-0.0617 (0.0305)*	-0.0471 (0.0271)	-0.1093 (0.0600)	-0.0915 (0.0572)
元朗区	-0.0571 (0.0299)	-0.1526 (0.0269)*	-0.0380 (0.0587)	-0.1203 (0.0551)*
北区	-0.0391 (0.0337)	-0.0868 (0.0281)*	-0.0148 (0.0656)	-0.0791 (0.0621)
大埔区	-0.0681 (0.0332)*	-0.0698 (0.0282)*	-0.0587 (0.0652)	-0.0128 (0.0631)
沙田区	-0.0269 (0.0274)	-0.0180 (0.0264)	0.1601 (0.0551)*	-0.1010 (0.0537)
西贡区	-0.0231 (0.0335)	-0.0731 (0.0415)	-0.0465 (0.0757)	-0.2647 (0.0703)*
离岛区	-0.1557 (0.0470)*	-0.1712 (0.0349)*	-0.1289 (0.0889)	-0.0482 (0.0901)

* $P < 0.05$.

3.2.3 脑卒中急性期治疗

rT-PA治疗缺血性卒中（中国国家卒中登记）

中国国家卒中登记（CNSR）[22]是一个全国范围的卒中登记，132家城市医院参加。自2007年9月至2008年8月，共有14 702名缺血性卒中患者，其中11 675人有确切的发病时间，2 514（21.5%)人在3小时内到达急诊室，1 469（12.6%)人适合静脉rtPA溶栓，最终有284(2.4%)人接受治疗，181(1.6%)人为静脉rtPA溶栓。发病至用药的中位数时间是180（四分位区间,150~228)分钟，到院至用药的中位数时间是116（四分位区间，70~150）分钟，影像检查至用药的中位数时间是90（四分位区间，60~129）分钟。年轻、到院快、卒中严重程度高、收入水平高、教育程度高的患者更易获得静脉rtPA治疗。大约1/5的3小时内到达医院的缺血性脑卒中患者接受了溶栓治疗。发病至用药时间、到院至用药时间、影像检查至用药时间远远长于发达国家。见表3-2-3，图3-2-3（1、2）。

表3-2-3 在出现症状后3小时内未给予rtPA溶栓的1045名患者的排除理由

项目	人数（%）
年龄>80岁	139（13.30%）
卒中过于严重（NIHSS>25）	56（5.36%）
在给予rtPA前卒中症状明显改善	437（41.82%）
严重的早期卒中征象，比如CT显示超过1/3大脑中动脉供血区梗死	54（5.17%）
癫痫发作	23（2.20%）
过去3个月内有头外伤	13（1.24%）
高血压未控制	17（1.63%）
过去6个月内有脑出血、脑动脉瘤、出血素质	18（1.72%）
血糖<50或>400 mg/dL	2（0.19%）
血小板计数<100 000/mm^3	3（0.29%）
凝血时间（国际标准化比值）>1.4、凝血时间15或者部分凝血活酶时间>40s	6（0.57%）
因为院内延误而超出3小时时间窗	712（68.13%）
未获得知情同意	171（16.36%）
其他原因	37（3.54%）

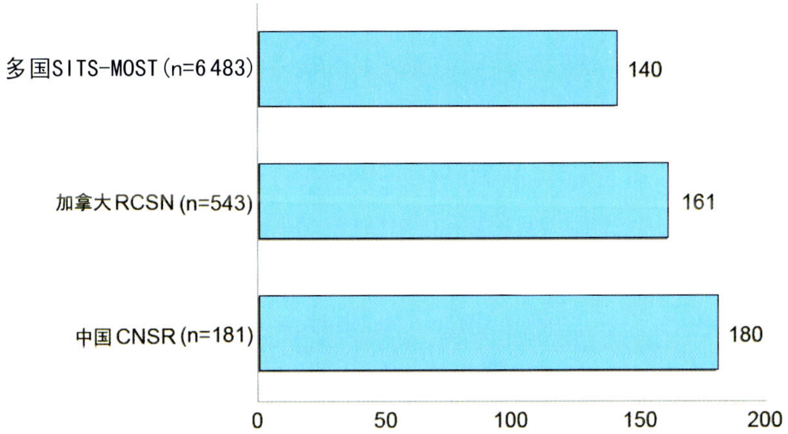

图3-2-3（1）各登记研究的发病至用药时间（中位数，分钟）比较

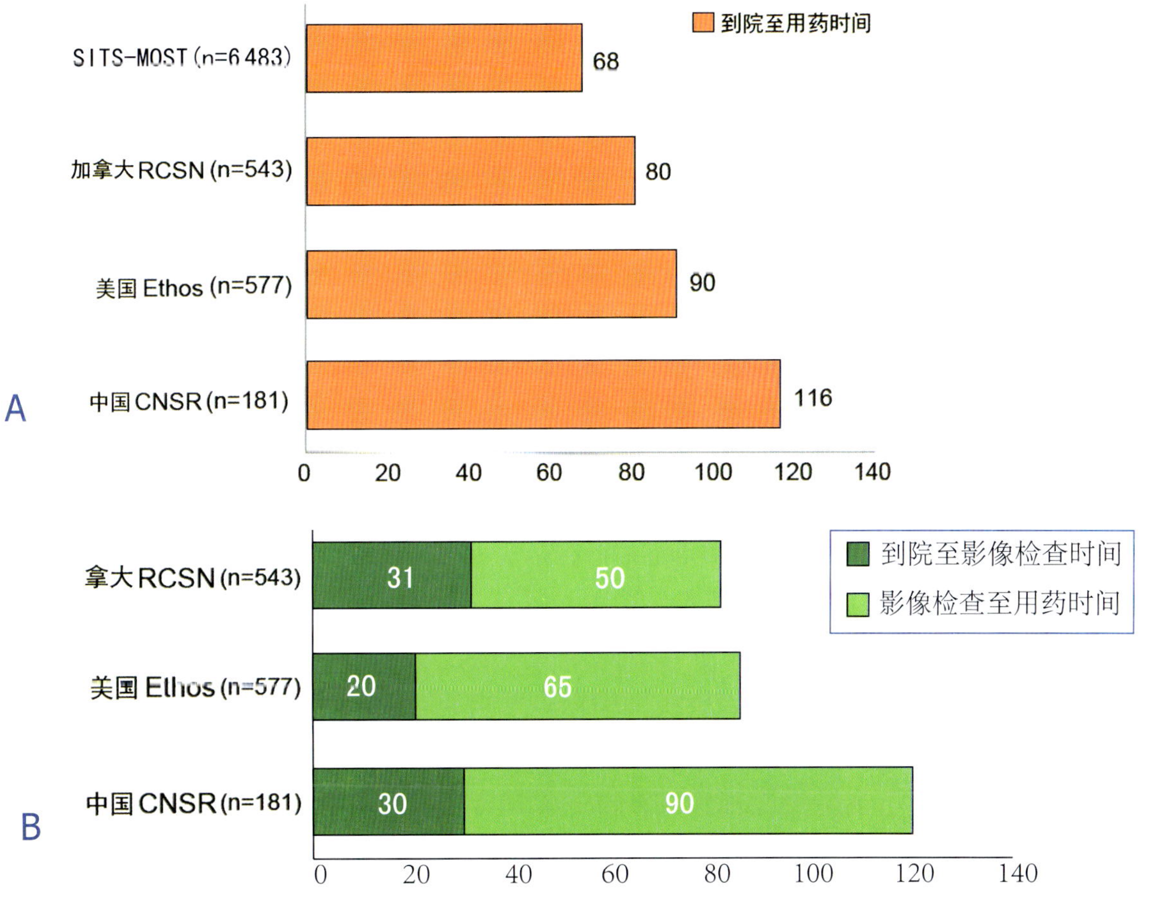

图3-2-3（2） A, 各登记研究的到院至用药时间（中位数，分钟）比较。 B, 各登记研究的到院至影像检查时间、影像检查至用药时间（中位数，分钟）比较

3.2.4 脑卒中危险因素

（1）年龄（成都卒中登记）[23]

自2002年3月至2008年10月入组2 619名首次缺血性卒中患者，其中302(11.5%)人为80岁或以上。与80岁以下组相比，80岁或以上患者高血压（66.2% vs 56.1%，P=0.001)、心房颤动(23.5% vs 14.5%,P=0.000)和冠心病（13.6%vs5.7%，P=0.000)多发，接受经胸超声心动图(45.4% vs 55.4%，P=0.001)、颅外血管彩色多普勒(54.0% vs 61.2%，P=0.015)检查的比例低，接受抗血小板药物(80.8% vs 86.8%，P=0.004)、抗凝药物(4.0% vs 9.0%，P=0.003)治疗的比例低。根据性别和入院时卒中严重程度调整后，80岁或以上组患者1年时死亡率（33.8% vs 13.2%，P=0.000)和残疾率（37.8% vs 20.9%，P=0.000）都高。

（2）心房颤动（成都卒中登记）[24]

自2002年3月至2008年10月入组2 683名首次缺血性卒中患者，其中366（13.6%)人有房颤。这些人中153（41.8%)例为瓣膜性房颤。与无房颤者相比，房颤患者年龄(66.1 vs 63.6，p=0.001）较大，入院时病情较重（NIHSS评分中位数10 vs 4,p<0.001)，住院期间出血转化（7.3% vs 2.8%，p<0.001)、肺感染（27% vs 10.6%,p<0.001)、尿路感染(8.5% vs 3.0%，p<0.001)、急性胃肠道出血（4.1% vs 1.9%，p = 0.008)、电解质紊乱（5.2% vs 1.8%，p< 0.001)、急性肾衰（1.1% vs 0.5%，p = 0.005)和尿失禁（3.8% vs 0.6%,p<0.001）更多。房颤患者接受口服抗凝剂治疗的比例，发病前为3.3%，出院时为14.2%。住院期间、3个月、6个月和1年随访时，房颤患者残疾（修订Rankin评分3~5）比例(分别为46.6%、41.9%、37.6% vs 29.1%、24.0%、19.3%，p<0.001)更高，死亡率(分别为10.1%,25.5%，29.1%,34.0% vs 2.0%,7.4%，8.8%,11.6%,p<0.001)更高。

（3）膳食（中国居民营养与健康状况调查）[25]

根据2002年中国居民营养与健康调查数据，分析45岁及以上的26 276人中几种膳食模式与卒中发病的关系。传统中国南方膳食以大米和蔬菜为主，动物性食物较少。传统中国北方膳食以精制谷制品、土豆和咸菜为主。西餐以牛肉、水果、蛋类、禽肉和海产品为主。传统中国南方膳食卒中发生率最低。与之相比，传统中国北方膳食卒中风险升高（OR=1.96;95%CI：1.48~2.60;P<0.0001），根据传统心血管病危险因素调整后，这种关系依然存在[OR=1.59;95%CI：1.16~2.17;P=0.004]。西方膳食也使卒中风险升高(OR=2.36;95%CI：1.82~3.06;P<0.0001)，但根据肥胖、高血压、高血糖、高血脂调整后差异无显著性。

3.2.5 脑卒中预防

在北京、上海、长沙及成都四城市用问卷法抽样调查[26]，共完成2 519份调查问卷。结果显示：①社区居民对卒中危险因素的知晓率为44.2%~87.7%，对常见卒中症状的知晓率为58.2%~80.2%；②社区居民希望获取卒中知识的主要途径为医生讲解（63.2%）、电视（74.4%）、报纸（61.8%）、网络（21.4%）、杂志（41.6%）；③社区居民卒中知识积分与其文化程度正相关（r_s=0.114，P〈0.001），与年龄呈负相关（r_s=−0.142，P〈0.001）；④女性的卒中知识水平高于男性（P〈0.001）。结论本研究所调查的中国四城市社区居民对卒中相关知识认知不足，需要给予健康教育。加强教育目标人群主要为高龄、低文化程度、男性及卒中风险高危的居民。教育途径主要应集中在大众媒体和医生。

3.3 高血压

见危险因素部分

3.4 慢性肾脏病

3.4.1 慢性肾脏病（CKD）流行病学研究

3.4.1.1 CKD人群患病率研究

2009年9月至2010年9月进行的全国慢性肾脏病患病率调查，通过多阶段、分层取样的方法，在全国13个省市自治区、直辖市对47 204名成年人进行了抽样调查，结果显示，CKD的总患病率为10.8%。其中，以eGFR<60ml/min/1.73m²诊断的患病率为1.7%（95%CI：1.5~1.9），而以尿白蛋白与肌酐比值>30mg/g诊断的CKD的患病率为9.4%（95%CI:10.2~11.3）。根据我国人口推算（基于2009年全国人口抽样调查），全国约有1亿1 950万名CKD患者。年龄、性别、高血压、糖尿病、既往心血管病史、高尿酸血症、居住地及经济状况是发生CKD的独立危险因素[27]。

3.4.2 心血管病人群中CKD患病率研究

CKD与心血管病两者关系密切。心血管病患者常易合并CKD。

来自中国心脏调查（CHS）的研究结果显示，在3 465名冠状动脉疾病患者中，分别有53%和21.2%的患者合并有代谢综合征和CKD。有代谢综合征的冠状动脉疾病患者较不合并代谢综合征的冠状动脉疾病患者更易罹患CKD（OR=1.27，95%CI：1.07~1.51）[28]。

该研究另有报道显示，在1 009名慢性心功能不全患者中，CKD的患病率为34.2%。且随着纽约心功能分级的增加，CKD的患病率升高。合并CKD的慢性心功能不全患者发生严重心功能不全的风险显著增高（OR=1.69，95%CI：1.27~2.24）[29]。

对1 014名经CT或MRI检查确诊脑血管病变的住院患者分析显示，CKD的总患病率为47.7%。其中，11.2%的患者有微量白蛋白尿，24.8%的患者有蛋白尿；按CKD分期统计，则分别有6.9%的1期患者，14.69%的2期患者，21.6%的3期患者，2.56%的4期患者和1.97%的5期患者[30]。

3.4.3 CKD与心血管病

有研究对3 423名50岁以上，有冠状动脉病史、卒中或外周血管病变、或至少有两个及以上心血管危险因素患者（其中有1 166名CKD患者），随访一年的结果显示，与eGFR>60 ml/min/1.73 m^2的患者相比，eGFR为30~45 ml/min/1.73 m^2的患者，全因死亡率和心血管死亡率的风险值分别为1.70（95%CI：1.18~2.45）和1.85（95%CI：1.12~3.01）；eGFR<30 mL/min/1.73 m^2者则分别为2.93（95%CI：1.96~4.38）和3.47（95%CI：1.91~6.31）[31]。

有研究对3 711名年龄大于35岁、既往无心血管病史的农村高血压患者进行的平均随访4.9年的前瞻性研究显示，在发生的176例卒中（98例缺血性，75例出血性，3例未分类）中，随着eGFR的下降，总卒中发生率和缺血性卒中发生率风险增高。在校正性别和年龄后，与eGFR大于90 ml/min/1.73m^2的患者相比，eGFR低于60 ml/min/1.73m^2的患者发生卒中和缺血性卒中的HR值分别为3.34（95%CI：1.61~6.93）和3.79（95%CI：1.33~10.81）；而eGFR介于60~90 ml/min/1.73m^2的患者则分别为2.31（95%CI：1.53~3.51）和3.24（95% CI：1.76~6.00）[32]。

对1 010名疑诊冠状动脉疾病行冠状动脉造影检查的患者进行的回顾性分析显示，确有冠状动脉疾病的患者CKD的患病率高于无冠状动脉疾病的患者(18.8%比5.4%，p<0.001)。合并CKD者，发生单支、双支及三支血管病变的OR值分

别为2.163（95%CI:1.296~3.611），2.478（95%CI：1.288~4.766）和2.504（95%CI:1.271~4.933）[33]。

中国踝臂指数队列研究纳入3 610名35岁以上、随访3年的患者，有CKD和无CKD的患者PAD的患病率分别为41.9%和22.3%。生存分析显示，无论是全因死亡率还是心血管死亡率，同时有CKD和PAD的患者显著高于单有任一疾病患者[34]。

CKD与心血管病两者关系密切。CKD是心血管病的高危因素，CKD患者易出现心血管病合并症，并影响心血管病的预后。

3.5 心血管外科

3.5.1 中国心脏外科手术量

中国大陆2011年心脏外科手术总量为187 983例；其中体外循环手术量为150 787例。见表3–5–1。

表3-5-1 中国大陆心脏外科手术量及心脏移植量[35]

地区	省市	2010年			2011年			
		总数	体外手术	心脏移植	总数	体外手术	先心手术	心脏移植
华北	北京市	22 818	15 145	81	24 553	16 995	8 096	67
	天津市	3 563	2 541	3	3 623	2 187	684	3
	河北省	5 189	4 046		5 562	4 354	2 846	1
	山西省	2 077	1 474		2 218	1 534	896	
	内蒙古	1 257	906		1 379	916	524	
东北	黑龙江	3 047	2 129		3 242	2 204	1 367	
	吉林省	1 929	1 549		1 850	1 619	863	
	辽宁省	3 918	2 799	2	4 177	2 974	1 274	4
华东	上海	14 879	12 588	22	15 381	12 958	7 319	28
	山东省	10 998	8 177		11 782	8 017		
	江苏省	7 935	6 550		8 391	7 022	3 051	
	浙江省	4 800	4 157		5 86	4 529	1 976	2
华中	湖北省	9 767	9 009	11	10 963	9 915	6 107	29
	湖南省	6 740	5 843		7 168	5 756	4 227	1
	江西省	2 753	2 527		4 486	4 069	2 774	
	河南省	13 263	11 431		17 616	14 659	10 834	
	安徽省	3 828	3 738		4 245	3 817	1 994	
华南	广东省	13 101	11 288	1	14 325	12 350	7 538	1
	广西自治区	3 407	3 054		3 703	3 243		5
	福建省	5 364	3 875	9	5 004	3 916	1 909	11

（续表）

	海南省	680	625		850	745	250	
西北	陕西省	7 674	5 343	9	7 079	5 630	3 740	4
	甘肃省	2 436	1 846		2 358	2 024	1 486	
	青海省	627	443		324	267	204	
	宁夏自治区	739	434		911	478	118	
	新疆自治区	3 361	2 341		5 157	3 946	2 649	
西南	重庆	4 388	4 103		4 820	4 384	2 206	
	四川省	5 839	5 048		6 294	5 271	2 623	
	云南省	2 860	2 482		3 149	3 140	1 801	
	贵州省	1 254	1 206		1 900	1 806	801	
	西藏自治区				87	62	87	
全国	总计	170 491	136 697	138	187 983	150 787	80 244	156

近9年来，中国大陆心脏外科年手术量逐年递增。见图3-5-1。

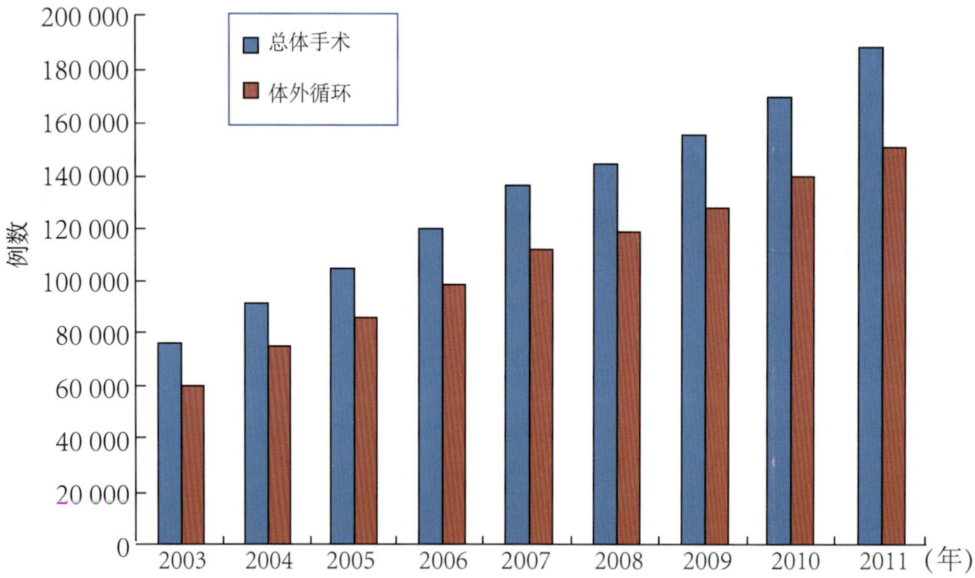

图3-5-1 中国大陆2003～2011年心脏外科手术量

3.5.2 中国体外循环8年动态分析[36]

在心血管疾病发病率不断攀升，心脏外科手术需求量日益扩增的今天，体外循环作为心脏外科手术中不可或缺的组成部分，其发展是心血管外科发展的前提和重要保证。

2003~2010年间，中国生物医学工程学会体外循环分会每年向全国开展体外循环工作的医院发出调查表，以掌握全国体外循环技术开展情况。见表3-5-2（1）。

表 3-5-2（1）　2003至2010年全国调查单位及调查内容

年度	调查单位（个）	回复单位（个）	回复率（%）	调查内容		
				手术量	氧合器	ECMO
2003	499	499	100	√	—	—
2004	500	482	96	√	√	√
2005	602	576	96	√	√	√
2006	728	646	89	√	√	√
2007	750	676	90	√	√	√
2008	774	690	89	√	√	√
2009	773	694	90	√	√	√
2010	772	714	92	√	√	√

3.5.2.1 体外循环手术所占比率的变化

2003~2010年间，全国每年心脏手术总量由76 319例增长至170 547例，on-pump手术量由2003年的59 886例增至136 753例，其所占比例在2003~2007年间呈上升趋势，2008~2010年该比例有所下降。具体手术构成情况及发展趋势见图3-5-2（1）。

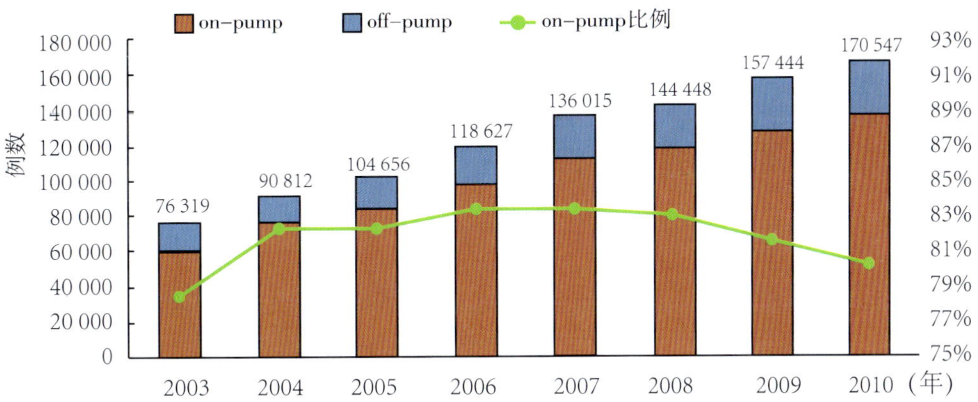

图 3-5-2（1）　2003～2010年全国心脏手术on-pump与off-pump构成变化

3.5.2.2 氧合器使用情况的变化

随着心脏手术数量的逐渐攀升，氧合器使用总量由2004年的73 134只增长到2010年的137 670只。2004~2010年间，进口膜肺的使用比例由43.22% 升高至59.75%，国产膜肺的使用比例由13%增至25.66%，国产鼓泡肺的使用比例由43.78%降低至14.59%。具体使用变化情况见图3-5-2(2)。

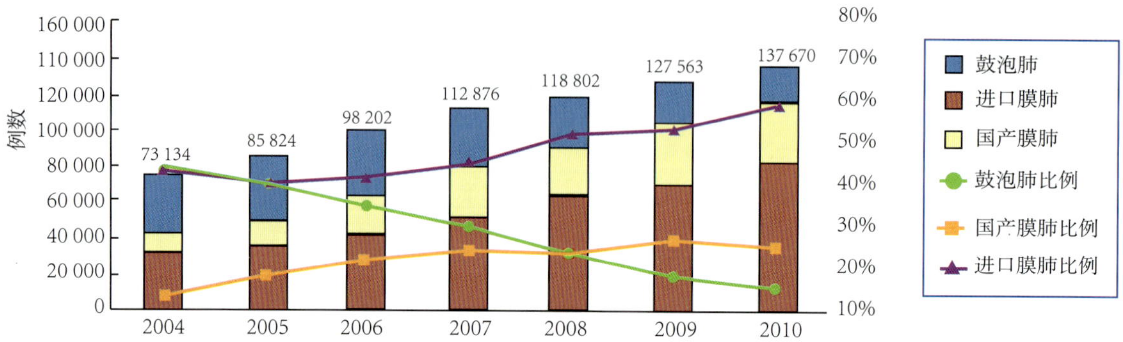

图 3-5-2（2） 2004～2010年全国氧合器使用数量及类型分布情况

3.5.2.3 开展心脏手术的医院变化情况

2003年全国开展心脏手术＞1 000例的医院仅11家，市场占有率为28%，绝大多数的医院分布在50~100例（104家）和＜50例（172家）级别，但其市场占有率较低，分别为10%和6%。2010年，全国开展心脏手术＞1 000例的医院增至32家，市场占有率为43%，手术量＜50例的医院数量最多（255家），但其市场占有率仅3%。各级医院具体数量及市场占有率情况见图3–5–2（3、4）。

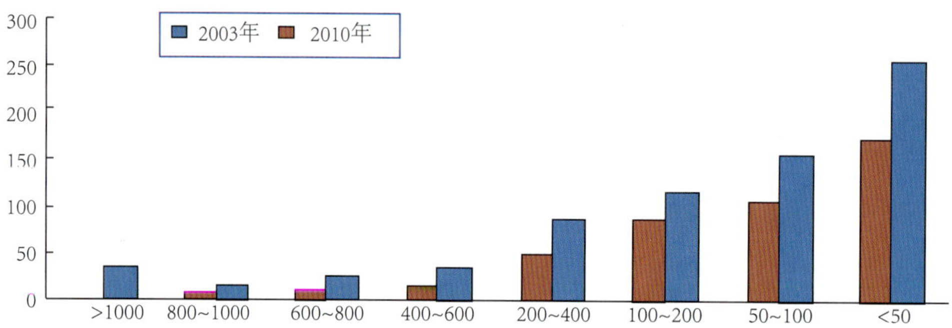

图 3-5-2（3） 2003年与2010年各级别医院数量

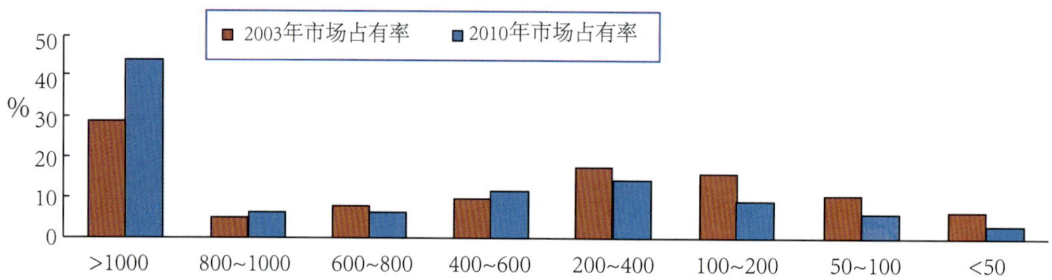

图 3-5-2（4） 2003年与2010年各级别医院市场占有率

注：各级别医院的市场占有率＝各级别医院所开展的手术例数之和/全国心脏手术总例数

3.5.2.4 体外膜肺氧合（ECMO）技术开展情况

2004年以来，全国开展体外膜肺氧合（ECMO）的医院和ECMO总例数逐年增加。与2004年相比，2010年全国开展ECMO的医院数量翻番，ECMO数量增至2.5倍。具体变化情况见图3–5–2（5）。

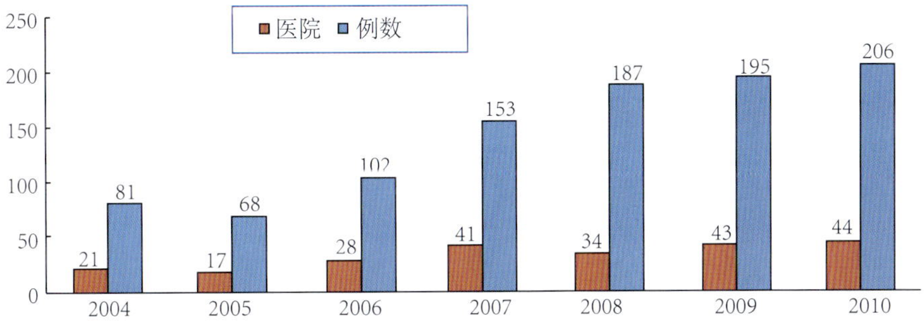

图 3-5-2（5） 2004～2010年全国开展ECMO医院及例数变化情况

3.5.2.5 位居心脏手术量前列的医院变化情况

阜外心血管病医院心脏手术总例数和体外循环例数近8年来一直居于全国之首。此外，北京安贞医院、西京医院、武汉亚洲心脏病医院、广东省心血管病研究所、上海儿童医学中心和湖南湘雅第二医院的心脏手术量和体外循环量也一直位于前列。表3–5–2（2）和表3–5–2（3）分别列举了2003、2007和2010三个年度全国心脏手术例数和体外循环例数前5位排名情况及其具体例数。

表 3-5-2（2） 2003、2007和2010年全国心脏手术例数医院排名

排名	医院名称（手术例数）		
	2003年	2007年	2010年
1	阜外医院（4 915）	阜外医院（7 007）	阜外医院（9 384）
2	安贞医院（2 476）	安贞医院（4 557）	安贞医院（7 293）
3	广东心研所（2 100）	武汉亚心（3 595）	西京医院（4 105）
4	武汉亚心（2 000）	西京医院（3 206）	武汉亚心（4 022）
5	上海儿童（1 500）	广东心研所（3 014）	广东心研所（3 728）

表 3-5-2（3） 2003、2007和2010年全国体外循环例数医院排名

排名	医院名称（体外循环例数）		
	2003年	2007年	2010年
1	阜外医院（3 931）	阜外医院（5 900）	阜外医院（7 394）
2	广东心研所（1 900）	武汉亚心（3 366）	武汉亚心（3 856）
3	武汉亚心（1 760）	广东心研所（2 700）	安贞医院（3 663）
4	安贞医院（1 592）	安贞医院（2 641）	广东心研所（3 385）
5	湘雅二院（1 375）	湘雅二院（2 470）	西京医院（2 635）

3.5.3 SinoSCORE手术评分系统的临床应用

中国心血管外科注册登记研究协作组构建了中国冠状动脉旁路移植手术风险评估模型（SinoSCORE手术评分系统），以预测接受CABG术中国患者的手术风险[37]。

（1）赋予11个与院内死亡相关的独立危险因素相应的危险分值。见表3-5-3（1、2）

表3-5-3（1） 中国患者CABG术危险因素及分值

危险因素	定义	危险分值
患者相关因素		
年龄		
65～69岁		3分
70～74岁	以最后一次生日计算	5分
≥75岁		6分
BMI≥24 kg/m²		−2分
BMI<18 kg/m²		5分
慢性肾衰史	病历中既往有肾衰史记录或曾血肌酐>176 umol/L	6分
外周血管病史	满足以下一条或多条条件：间歇性跛行；颈动脉闭塞或>50%狭窄；既往或准备行腹主动脉、肢体动脉或颈动脉手术	5分
慢性阻塞性肺病	为治疗肺病长期使用支气管扩张剂或皮质激素，1秒用力呼气容积/用力肺活量 ＜ 0.7	4分
NYHA心功能定义		
NYHA Ⅲ级		3分
NYHA Ⅳ级		7分
心脏相关因素		
术前AF/Af	术前2周内	2分
左心室EF<50%	心脏超声评价	4分
术前危重状态	满足以下一条或多条条件：术前心原性休克；心室颤动或心室扑动；术前使用主动脉内球囊反搏	4分
手术相关因素		
非择期手术	非择期手术	5分
合并瓣膜手术	CABG合并任何瓣膜手术	4分

注：危险分值=回归系数×5； BMI=体重指数；AF/Af=心房扑动/心房颤动

（2）将患者的所有危险分值相加，按总分值归入低危、中危、高危三组，从而预测患者CABG术死亡风险。

表3-5-3（2） 中国CABG术风险评估模型

分组	危险分值	手术死亡预测值（95% CI）
低危组	≤ 1 分	0.52%～0.89%
中危组	2～5 分	1.29%～1.94%
高危组	≥6 分	6.36%～6.63%

2011年全国数个中心针对SinoSCORE手术评分系统的风险预测有效性进行了评估[38,39,40,41]。

采用SinoSCORE评分法则对所有测试患者进行评分，分别预测每例病人的死亡风险，同时计算全组病人实际住院病死率。通过比较实际病死率和预计病死率来评价模型预测性能。

应用受试者工作特征（ROC，Receiver Operating Charcteristic）曲线下面积（AUC，Area Under Curve）检验模型对术后早期死亡的区分度。区分度显示模型区分死亡和生存病例的能力；AUC≥0.7较好，AUC>0.75好，AUC>0.8优[38]。

运用Hosmer-Lemeshow(HL)拟合优度检验验证模型对术后早期死亡的校准度。校准度是指模型预测的精确程度，HL拟合优度检验P<0.05提示实际病死率和预测病死率差异有统计学意义，即模型的预测准确度低。P>0.05显示模型具有较好的校准度[38]。见表3-5-3（3）。

表3-5-3（3） 2011年针对SinoSCORE的临床验证研究

研究对象	病例所属时间（年）	例数	ROC曲线下面积	HL拟合优度检验
非体外循环CABG病人[38]	2004～2005	4 920	AUC=0.794	P=0.636
广东心脏外科手术病人[39]	2004～2008	2 462	AUC=0.84	P=0.34
单纯瓣膜手术成年病人[40]	2007～2008	13 353	AUC=0.74	P=0.47
65岁以上心脏手术病人[41]	2004～2008	9 445	AUC=0.73	P=0.45

对非体外循环CABG这组病人[38]，研究者还运用logistic EuroSCORE模型进行了预测，其Hosmer-Lemeshow拟合优度检验是P=0.01，AUC=0.756。说明logistic EuroSCORE模型虽然对这组病人进行预测的区分度也较好，但校准度方面却不佳。即SinoSCORE和EuroSCORE两种模型均能预测OPCABG的术后死亡，但SinoSCORE对术后病死率的预测更准确。SinoSCORE比EuroSCORE模型更适合于中国非体外循环冠状动脉旁路移植病人术后早期死亡预测。

SinoSCORE系统建立的数据来源虽然是多中心的，但多数病例来自北方省份；且以CABG手术病例资料为主。而2011年的三组研究[39,40,41]显示：SinoSCORE可以很好预测中国南方的广东病人心脏外科手术后院内死亡[39]；对单纯瓣膜手术病人早期病死率也能做出准确的预测，可用于此类病人的风险评估[40]；在预测65岁以上老年病人心脏外科手术（包括瓣膜手术和CABG）术后院内死亡风险方面也表现良好[41]。

3.5.4 冠状动脉病变的外科治疗

3.5.4.1 吸烟和戒烟冠状动脉旁路移植术后远期结果的影响

中国是世界上最大的烟草生产国和消费国，大量的医学研究证实吸烟是引起冠心病的重要因素。阜外医院研究组[42]分析了持续吸烟和戒烟对CABG患者术后远期死亡、主要不良心脑血管事件（MACCE，Major Adverse Cardiovascular or Cerebrovascular Events）及心绞痛的影响。

对2004年1月至2005年12月间的2 541例接受CABG手术患者随访观察4.27～6.41年（平均5.09年）。根据术前有无吸烟史分为不吸烟组和吸烟组；吸烟组又进一步分为术前戒烟组、术后戒烟组和持续吸烟组。

结果发现CABG术后持续吸烟的患者比率较高，为22.1%。与不吸烟组比较，持续吸烟组全因死亡见图3-5-4（1）、心因死亡、肿瘤原因死亡、MACCE见图3-5-4（2）及心绞痛的发生风险均较高（均$P<0.05$）；术前戒烟组与术后戒烟组发生上述风险与不吸烟组相似（均$P>0.05$）。

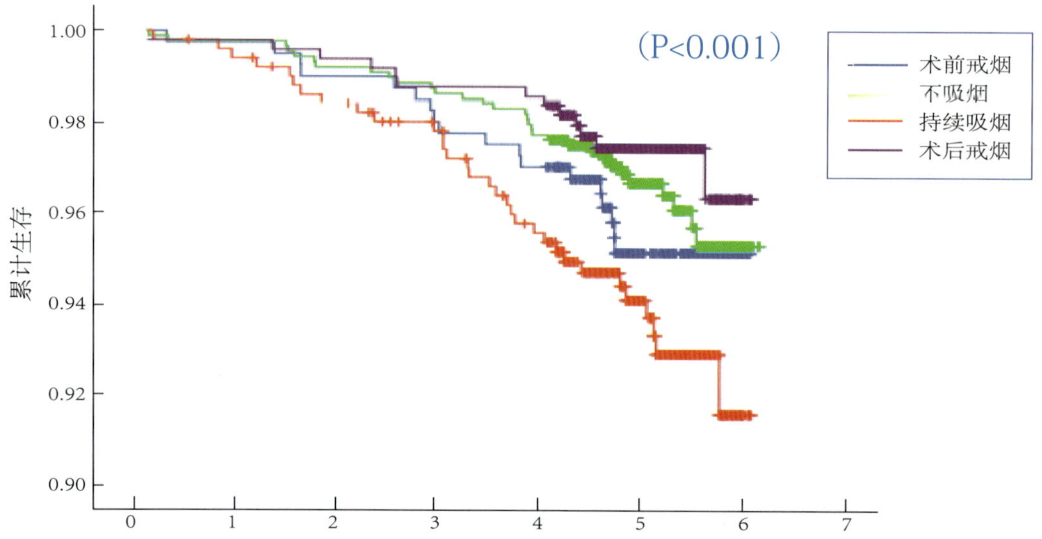

图3-5-4（1） 根据吸烟状态分组，各组全因死亡 Kaplan-Meier生存曲线

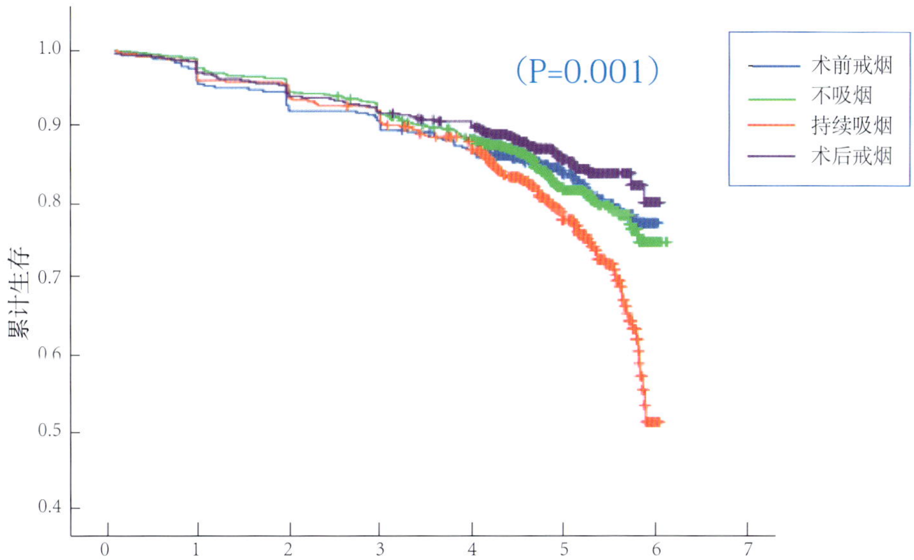

图3-5-4（2） 根据吸烟状态分组，各组MACCE事件 Kaplan-Meier生存曲线

3.5.5 心脏瓣膜病变的研究

风湿性心脏病是我国较为常见的心脏病之一，约71%的病人累及二尖瓣引起二尖瓣狭窄。15%～30%的二尖瓣狭窄患者会继发左心房血栓，血栓脱落可引起体循环栓塞，栓塞发生率约为每年1.5%～7%[43]。

2011年安贞医院研究组回顾了该院2001年1月至2008年12月间2 277例接受手术治疗的风湿性二尖瓣狭窄病人的资料，探讨分析了风湿性二尖瓣狭窄左心房血栓形成的危险因素[8]。根据术中左房内有无血栓分为血栓组（554例）和无血栓组（1 723例）。通过单因素分析，发现12项组间差异存在统计学意义，再运用多因素logistic回归分析发现风湿性二尖瓣狭窄的病人年龄、二尖瓣口面积、左心房内径、房颤是并发左心房血栓的主要危险因素，而二尖瓣反流可以降低左心房血栓形成风险。

3.6 外周血管病

外周动脉疾病(Peripheral Arterial Disease，PAD)指冠状动脉和颅内动脉以外其他动脉的疾病。本报告仅涉及下肢动脉粥样硬化性疾病(Lower Extremity Arteriosclerosis Disease，LEAD)和颈动脉粥样硬化性疾病(Carotid Arteriosclerosis Disease，CAD)。

3.6.1 下肢动脉粥样硬化性疾病(LEAD)

3.6.1.1 LEAD的患病率情况

LEAD是中老年人常见的临床综合征，许多流行病学研究对其患病率进行了调查，所采用的诊断方法包括间歇跛行问卷表(Rose Claudication Questionnaire)、踝肱指数 (ankle-brachial index，ABI)及脉搏波传导速度等无创方法。结果显示，LEAD的患病率取决于被调查对象的年龄、危险因素及基础疾病。国内LEAD的有关流行病学调查结果见表3-6-1（1）。表中LEAD的诊断方法均为ABI<0.90。

表3-6-1（1） 我国LEAD患病率的流行病学调查结果

人群　　（调查发表年份）	调查人数	年龄（岁）	患病率（%）		
			男性	女性	合计
浙江舟山渔民（2005年）[44]	2 668	35～	3.0	1.2	2.1
MUCA研究人群*（2007年）[45]	18 140	35～	5.4	9.3	6.0
北京万寿路地区老年居民(2003年)[46, 47]	2 124	60～95	12.7	18.1	16.4
糖尿病患者（2007年）[48]	1 347	50～	18.3	20.4	19.4
代谢综合征人群（2006年）[49]	2 115	32～91	21.7	23.4	22.5
高血压人群[50]	3 047	>50	—	—	27.5
社区自然人群（2009年）[51]	21 152	18～	1.8	4.3	3.04
武汉市老年糖尿病人群（2010年）[52]	2 010	60～	—	—	24.1

注：MUCA，中国心血管病流行病学多中心合作研究

上述文献显示，LEAD的患病率根据研究人群的不同有较大区别，但相似的是有危险因素者LEAD患病率较高，而且LEAD的患病率随增龄而增高，大多数研究结果显示女性患病率高于男性。

3.6.1.2 LEAD的相关危险因素

流行病学调查资料显示，LEAD的患病率随着老龄化与动脉粥样硬化危险因素增多而增加。LEAD的主要病因是动脉粥样硬化，致动脉粥样硬化的危险因素如吸烟、糖尿病、血脂紊乱、高血压、高同型半胱氨酸血症均增加LEAD患病的危险性。北京地区流行病学调查的多元回归分析资料显示，LEAD的发生和严重程度与年龄、吸烟、糖尿病病程、血糖稳定程度、高收缩压、高胆固醇及高LDL−C呈正相关[47, 51]。30%的脑血管病患者、25%的缺血性心脏病患者并存LEAD[46,47]。因此，LEAD是动脉粥样硬化全身性疾病的重要窗口，其早期检出与治疗对全身性动脉粥样硬化疾病诊治有重要价值。

3.6.1.3 LEAD对死亡率的影响

LEAD患者的死亡率明显高于同龄的非LEAD患者，且随ABI的降低而逐步增高。某研究[53]报告3 210例动脉粥样硬化高危人群不同ABI分级3年随访的死亡率比较，见表3-6-1（2）。其中ABI≤0.4组与1.0～1.4组比较，全因死亡率增加3倍（95%CI：1.936～4.979），心血管死亡率增加5倍（95%CI：2.740～8.388）。

表3-6-1（2）　动脉粥样硬化高危人群不同ABI分级3年随访的死亡率比较

死亡率	ABI≤0.4	0.41～0.9	0.91～0.99	1.0～1.4	总体	p值
全因死亡率%	37.7	24.4	13.2	12.1	15.7	<0.001
心血管死亡率%	27.5	14.5	8.1	6.3	8.9	<0.001

3.6.2 颈动脉粥样硬化性疾病

3.6.2.1 颈动脉粥样硬化性疾病的患病率及危险因素

颈动脉粥样硬化性疾病也是中老年人常见的临床综合征，部分流行病学研究对其患病率进行了调查，所采用的诊断方法包括颈动脉超声检查粥样硬化斑块检出率和颈动脉内中膜厚度(IMT)。结果显示，颈动脉粥样硬化性疾病的患病率同样取决于被调查对象的年龄、危险因素及基础疾病。

我国中美协作研究队列中的石景山人群和多省市队列中的北京大学社区人群横断面调查显示，在年龄43～81岁的2 681人中经超声检查颈动脉斑块的检出率为60.3%（男性66.7%，女性56.2%）；颈动脉斑块的分布主要在颈动脉膨大部（占55.4%），见表3-6-2。多因素分析结果：男女两组IMT均随血压、血糖、低密度脂蛋白胆固醇（LDL-C）水平的增加而增加，与无危险因素者相比，高血压、糖尿病、吸烟和高LDL-C血症者斑块检出率明显增高。此项调查显示我国中老年人群颈动脉粥样硬化普遍存在，且与多个心血管危险因素相关[54]。

表3-6-2 北京地区中老年人群颈动脉斑块患病率

项目	例（%）	颈动脉斑块患病率（%）			
		颈总动脉	膨大部	颈内动脉	颈动脉
男性					
<55岁	237（9.2）	7.1	46.9	15.5	53.1
55～59岁	121（4.7）	12.0	56.0	13.6	64.2
60～64岁	170（6.6）	24.0	58.7	23.5	63.1
65～69岁	168（6.6）	21.8	62.6	26.3	68.7
70～74岁	204（8.0）	32.1	72.0	33.9	78.9
≥75岁	102（4.0）	32.4	78.8	38.9	79.6
合计	1002（39.1）	20.9	61.2	24.7	66.7
X^2值（趋势检验）		54.773	40.235	38.704	42.820
女性					
<55岁	360(14.0)	3.0	28.6	5.7	32.4
55～59岁	177(6.9)	6.1	38.7	7.7	45.3
60～64岁	410(16.0)	10.9	50.0	11.8	53.9
65～69岁	295(11.5)	20.7	64.3	14.8	69.2
70～74岁	217(8.5)	23.4	73.0	18.9	77.9
≥75岁	103(4.0)	36.2	29.0	22.9	83.8
合计	1562(60.9)	13.8	51.6	12.2	56.2
X^2值（趋势检验）		115.822	180.461	40.053	187.935
总计	2564(100)	16.6	55.4	17.2	60.3

2007～2010年对新疆维吾尔族、哈萨克族、汉族35岁以上人群（13 896人）的调查结果显示，颈动脉斑块的总检出率为10.2%，其中维吾尔族、哈萨克族和汉族检出率分别为12.5%、7.2%和10.4%。进一步分析提示，年龄、吸烟、总胆固醇、血糖、收缩压是颈动脉斑块形成的独立危险因素，女性、高密度脂蛋白胆固醇是其保护因素。本研究颈动脉斑块检出率相对较低，可能与该人群平均心血管风险较低等因素有关[55]。

2012年一项研究，对杭州市参加健康体检的20岁以上人群（6 142人）进行调查，颈动脉斑块男性检出率为12.6%，女性为7.2%。男性、年龄、血压、血糖以及低密度脂蛋白胆固醇水平是颈动脉粥样硬化和斑块的独立危险因素，而高密度脂蛋白胆固醇水平是其保护因素。同时，代谢综合征患者颈动脉斑块的检出率显著增高，男性患者为16.6%，女性患者为11.8%[56]。

3.6.2.2 颈动脉粥样硬化性疾病与缺血性心血管疾病的发生风险

某为期5年的随访研究发现，对于无颈动脉斑块者，其基线颈动脉内中膜厚度(IMT）是缺血性心血管疾病的独立预测因子(HR=1.59，95%CI：1.04～2.45)；而对于伴有颈动脉斑块者，随着斑块总面积(HR=1.29，95% CI：1.08～1.55)及数量(HR=1.14，95% CI：1.02 ～1.27)的增加，发生缺血性心血管疾病的风险亦显著增加[57, 58]。

对于颈动脉粥样硬化性疾病，超声的早期检出方便可行；戒烟、控制高血压、高血糖与血脂紊乱有助于减轻其病变发展。

3.7 心律失常

3.7.1 起搏器，心脏转复律除颤器（ICD）及心脏再同步化治疗（CRT）

我国最早于1962年在上海首次应用人工心脏起搏器。此后，起搏器植入总量逐年增长，生理性起搏器比例逐年提高。调查资料显示，2005年全国开展起搏器植入的医院为460家，植入起搏器18 090台，男性患者占55.5%，60岁以下患者占23.6%[1,2,3]。见图3-7-1（1）。2006年起搏器植入量约为20 000台[62]。

根据卫生部网上注册系统的资料统计，2011年我国共植入起搏器42 986例，植入数量比2010年(38 766例)增长10.9%。见图3-7-1（1）。根据2010年中国第六次人口普查资料，2010年我国每百万人口的起搏器植入量为29例，2011年为36例，仍然远低于欧洲（2010年百万人口植入量951例）。植入的起搏器中，更换为7 252例（16.87%），频率应答起搏器15 588例（36.26%），而具有远程监测功能的为1 756例（4.09%）。植入患者平均年龄为69.25岁，男性22 108例（51.43%）。起搏器治疗的适应证为病态窦房结综合征21 762例（50.6%），房室传导阻滞16 765（39%），其他4 459例（14.4%）[63]。

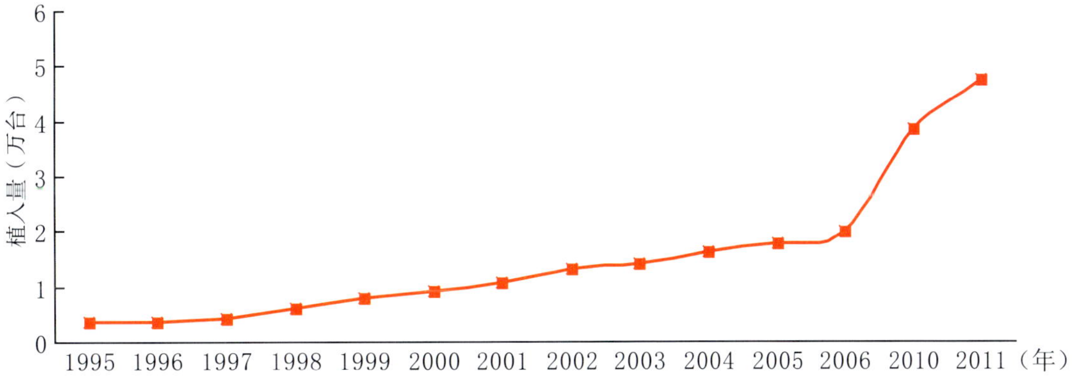

图3-7-1（1）　我国起搏器年植入量(1995～2011年)

植入起搏器的类型情况：统计资料显示，2005年全年植入双腔起搏器的比例达到51.5%，若加上AAI/R各种生理性起搏器，比例达到52.9%，超过非生理性起搏器。2011年植入起搏器的适应证中病态窦房结综合征占50.6%，房室阻滞占39.0%，其他占10.4%。见图3-7-1（2）。2005年植入起搏器患者的病因学构成为冠心病占35.9%，心肌病占10.4%， 其他占53.7%。

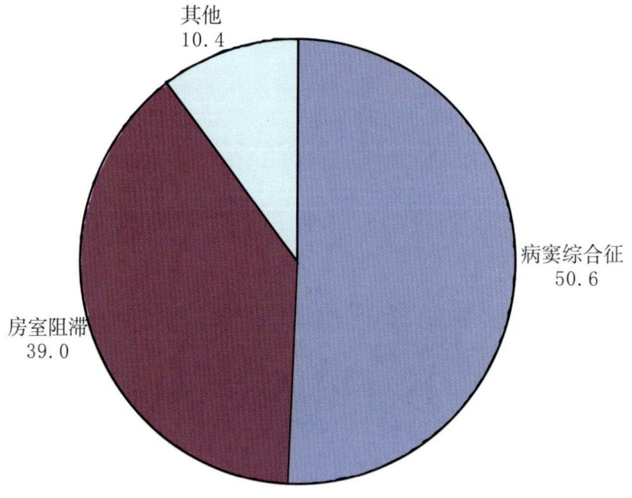

图3-7-1(2) 2011年全国起搏器植入适应证（%）

1996年国内植入第一台经静脉ICD，至2001年，共计285台。2005年全国植入ICD186台，2002~2005年ICD植入数量稳步增长。对国内31家医院2005年1月至2006年12月植入ICD的患者的适应证分析显示，其中符合2002年ACC／AHA／NASPE指南的ICD植入I类适应证(二级预防)121例(85.2%)，符合一级预防Ⅱa类适应证仅15例(10.6%)[64]。2011年我国共完成ICD植入1 228例，比2010年（1 027例）增长19.6%，其中双腔ICD的比例为14.7%（179台）。根据2010年中国第六次人口普查资料，2010年和2011年我国每百万人口的ICD植入量为1例，远远低于欧洲（2010年百万人口植入量158例）。植入患者的平均年龄59.33岁，男性889例（72.4%）。ICD用于二级预防（722例）占58.8%，一级预防（506例）41.2%。植入的ICD中更换100例（8.14%），具有远程监测功能的126例（10.26%）见图3-7-1（3）[63]。

1999年我国开始使用双心室起搏治疗心力衰竭，2002~2007年，CRT植入量每年平均增长30%以上。2007年调查研究收到193家医院回执，植入总数为541台，其中包括CRT−D59台。男性401例（74.12%），年龄20~90（60±12）岁[65]。2011年我国植入CRT共约1 822例，比2010年（1 573例）增长19.3%，其中CRTP为987例，占54%，CRTD共835例，占46%。根据2010年中国第六次人口普查资料，我国目前每百万人口的CRT植入量不足1例（2010年0.68例/百万人口，2011年0.74例/百万人口），仍然远低于欧洲（2010年百万人口植入量31例）。CRT植入患者的平均年龄为62.37岁，男性1 335例（71.16%）。其中160例为CRT更换(0.11%)，具有远程监测功能的124例，为（8.17%），见图3-7-1（4）[63]。

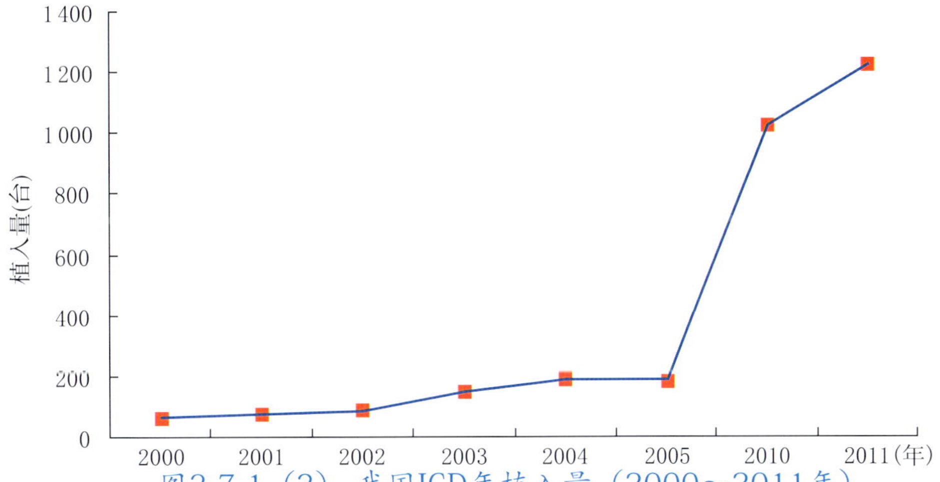

图3-7-1（3） 我国ICD年植入量（2000～2011年）

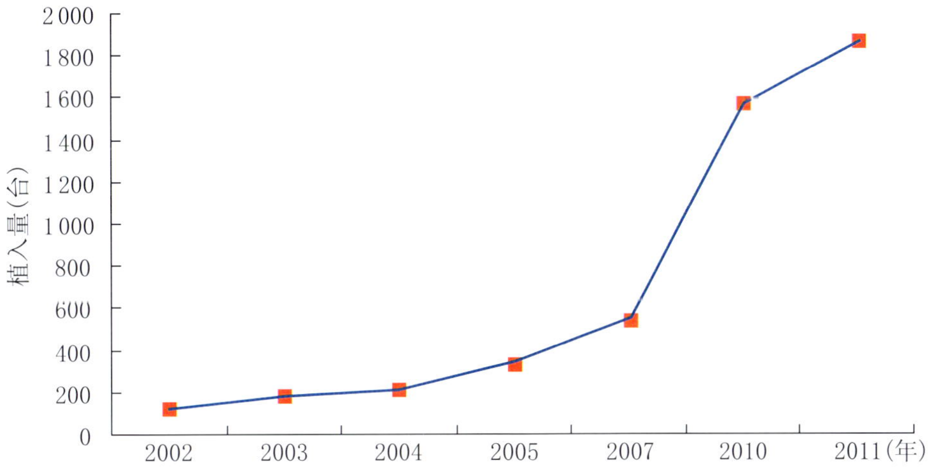

图3-7-1 （4）我国CRT年植入量

3.7.2 导管消融

我国最早于1991年报告临床应用射频消融术。90年代中期后射频消融例数增长迅速，调查资料显示2000年射频消融数为10 811例，开展的医院达136家[66]。见图3–7–2(1)。2006年导管消融约为20 000例[62]。2000年射频消融病种分类情况：房室结折返性室上性心动过速（AVNRT）占56.3%，旁路参与的房室折返性室上性心动过速（AVRT）占31.7%，其余为室性及房性心律失常等。

目前导管射频消融做为根治预激综合征和室上性心动过速的成熟治疗技术已经在我国600余家医院广泛应用。根据卫生部网上注册系统的资料统计，2011年我国射频消融手术量约有63 355例，比2010年（54 559例）增长16.1%。根据2010年中国的人口普查资料，2010年每百万人口的射频消融手术量为41例，2011年为47例。手术患者平均年龄47.7岁，男性32 274例（50.94%）[63]。

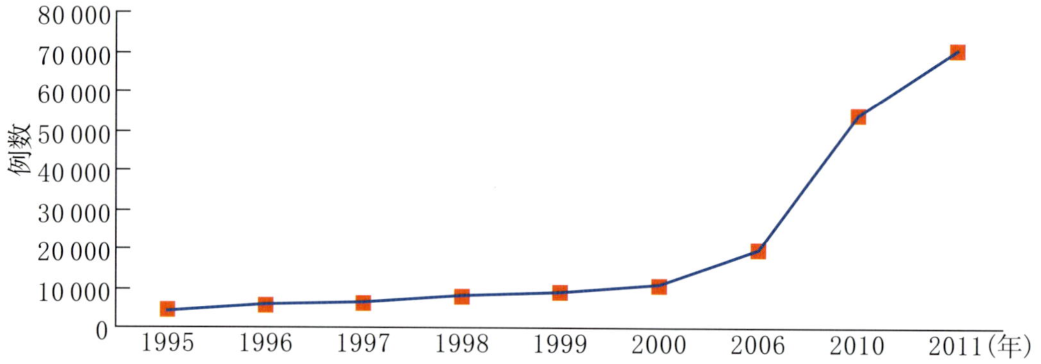

图3-7-2(1) 我国年射频消融例数(1995～2011年)

2011年射频消融病种分类情况：房室结折返性室上性心动过速（AVNRT）占20 876例，占29.5%，房室折返性室上性心动过速（AVRT）18 805例，占26.5%，房扑18 805例，占26.5%，房颤9 856例，占13.9%，室性早搏4 271例，占6%，室速2 330例，占3.3%，其余房性早搏227例，房速1 982例。见图3-7-2（2）。

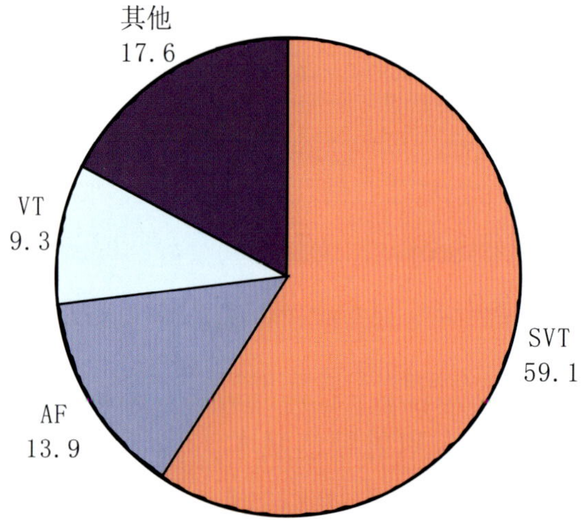

图3-7-2（2） 2011年我国行射频消融病种分类（%）

我国房颤导管消融开展情况：一项对40家医院提供的注册资料分析表明1998～2007年我国经导管消融治疗房颤的患者病例数快速增加，从1998年的11例增至2007年的2 620例。见图3-7-2（3）。经导管消融治疗房颤的主要术式是环肺静脉消融术和节段性肺静脉消融术。消融总成功率为77.1%，复发率为22.9%，并发症发生率为5.3%[67]。我国房颤导管消融的实际例数应远高于注册资料。

我国自2008年开始建立了全国房颤注册研究网络平台，可以实时收集、统计和分析全国房颤经导管消融资料。截至2010年，注册研究已经接收到近2万例病例资料，而实际例数应远超过注册资料所示数量。2010年注册资料显示我国房颤射频消融为4 253例。目前房颤导管消融仍以环肺静脉电隔离为主，占总体消融病例量的65.1%，而环肺静脉消融加心房碎裂电位消融和逐级消融的比例均有增加，分别增至11.3%和13.6%[68]。

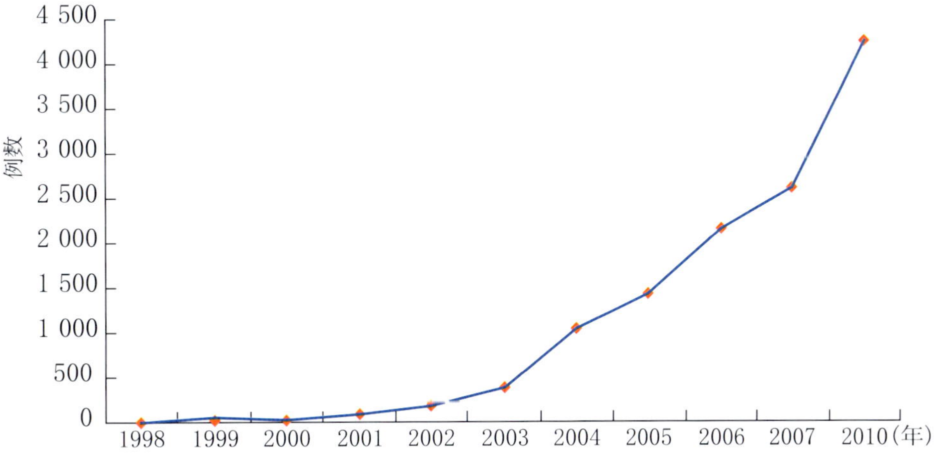

图3-7-2（3） 我国房颤导管消融注册数（1998～2010年）

3.7.3 心房颤动

我国30岁以上人群房颤患病率为0.77%，根据中国1990年标准人口构成标准化后患病率为0.61%。男性房颤患病率高于女性(0.9% vs 0.7%)。所有房颤患者中瓣膜性、非瓣膜性及孤立性房颤所占比例分别为12.9%,65.2%和21.9%。房颤继发脑卒中患者中以缺血性脑卒中为主,房颤患者脑卒中发病率明显高于非房颤人群(12.1% vs 2.3%)[69]。另一项房颤调查显示35岁以上人群房颤患病率男性为0.74%，女性为0.72%，所有房颤患者中，初次诊断30.9%，阵发性33.0%，持续性7.2%，永久性28.9%[70]。

中国人非瓣膜性心房颤动抗凝研究入选988例有血栓栓塞危险的房颤患者，随机分为华法林标准抗凝强度治疗组：INR为2.1～2.5；华法林低抗凝强度治疗组：INR为1.6～2.0；阿司匹林（200 mg/d）组。平均随访15个月，血栓栓塞的年发生率分别为2.3%、2.6%和6.4%。华法林标准强度抗凝治疗组及低抗凝强度治疗组血栓栓塞事件的发生率均明显低于阿司匹林组（P＝0.018及P＝0.044）。而华法林标准强度抗凝治疗组与低强度抗凝组之间血栓栓塞的发生率无统计学差异。严重出血的发生率分别为2.9%、2.8%和1.0%，三组之间无显著差别（P＝0.101）。低抗凝强度（INR为1.6～2.0）的华法林治疗与标准抗凝强度（INR为2.1～2.5）同样有效[70]。

2011年中华医学会老年医学专业委员会制定了我国首个《老年人心房颤动诊治中国专家建议》[16]。在卒中风险评估、室率与节律控制药物治疗和抗栓治疗方面体现了老年患者的特点。

对房颤患者进行卒中预防至关重要。新型抗凝药物的研究是房颤卒中预防临床进展的一个重要方向。新型抗凝药物的代表包括直接凝血酶抑制剂达比加群酯（dabigatran）以及直接Xa因子抑制剂利伐沙班（rivaroxaban）与阿哌沙班（apixaban）。新型口服抗凝药物治疗过程中无需常规监测凝血功能，更便于患者长期治疗。RE-LY研究提示，口服小剂量达比加群酯（110mg/bid）预防房颤患者血栓栓塞事件的有效性与华法林相似，并可降低大出血的发生率；而大剂量达比加群酯（150mg/bid）与华法林相比可进一步降低脑卒中和系统性血栓栓塞事件，大出血的发生率与华法林相近。在此研究中，中国共有11个中心的569例患者参与，为达比加群酯胶囊日后在国内临床应用积累了丰富的经验[17]。ROCKET-AF研究发现，直接Xa因子抑制剂利伐沙班（20mg/qd）在预防非瓣膜病房颤患者血栓栓塞事件方面的疗效不劣于、甚至优于华法林，且具有更好的安全性。ROCKET-AF研究中，中国有37个医学中心，共纳入了496位患者[18]。ARISTOLE研究共纳入18 201例有卒中高危房颤患者，通过双盲双模拟随机对照研究发现，与调整剂量的华法林治疗组相比，阿哌沙班能够更为有效的降低卒中和体循环血栓发生率，并降低出血事件的危险性和全因死亡率[19]。新型口服抗凝剂的临床应用为房颤患者血栓栓塞并发症的预防提供了安全有效的新选择。上述研究中均有来自中国多个中心的研究对象，将为新型的抗凝药物在中国的使用提供依据和奠定基础。

3.7.4 心脏性猝死

2005年7月至2006年6月对678 718人群随访1年，共2 983例死亡，其中心脏性猝死284例（9.5%），心脏性猝死发生率为41.8/10万，男性高于女性（44.6/10万及39.0/10万），25岁以上的心脏性猝死发生率较高，男性为61.7/10万，女性为53.3/10万。估计我国每年发生心脏性猝死54.4万例[75,76]。

3.7.5 其他心律失常

一项对全国22家省级医院心内科住院患者的回顾性调查显示心内科住院患者中心律失常占26.8%。所有心律失常患者中，心房颤动所占比例最高(35.0%)，其次为阵发性室上性心动过速、病态窦房结综合征和室性早搏，分别为28.0%、11.9%和11.6%[23]。湖北地区一项纳入共16 681名慢性收缩性心力衰竭患者的调查研究显示，慢性收缩性心力衰竭住院患者房早、房速和房颤发生率分别为35.39%、23.57%和40.81%。房速和房颤随年龄增加和LVEF减低而增加[78]。

3.8 肺血管病

肺血管病是原发或继发影响肺循环结构或功能的疾病。本文主要介绍肺动脉高压。

肺动脉高压（pulmonary hypertension，PH）是由各种原因引起的肺血管功能和(或)结构改变，导致以肺动脉压力升高为特点的临床病理生理综合征，最终导致右心衰竭甚至死亡[79,80]。

3.8.1 先天性心脏病相关性肺动脉高压的筛查

2007年5月至2008年12月，纳入于阜外心血管病医院住院治疗的先天性心脏病患者692例，进行多普勒超声心动图检查，以肺动脉收缩压>40mmHg作为判断先天性心脏病相关性肺动脉高压（PAH−CHD）的标准。结果显示[81]，房间隔缺损、室间隔缺损和动脉导管未闭分别为187例(27.0%)、456例(65.9%)及49例(7.1%)。见表3−8−1（1）。PAH−CHD和艾森曼格综合征患者分别为329例(47.5%)和105例(15.2%)，后者占PAH−CHD患者的31.9%。先天性心脏病患者年龄增长(OR=1.04，P<0.001)、心脏间隔缺损内径增加发生肺动脉高压的可能性增加。室间隔缺损和动脉导管未闭患者更易发生肺动脉高压(OR=2.78，P<0.001和OR=2.50，P<0.001)见表3−8−1（2）。

表3-8-1（1） 先天性心脏病患者的基本特征($\bar{x}$±s)

项目	总体 (n= 692)	无肺动脉高压 (n=363)	合并肺动脉高压 (n=329)	P值[a]
年龄(岁)[b]	5(1～18)	6(3～19)	2(1～17.5)	0.027
男/女(例数比)	319/373	168/195	151/178	0.939
体质指数(kg/m^2)	17±4	18±4	16±4	<0.001
收缩压(mmHg)	100±15	102±13	97±16	<0.001
舒张压(mmHg)	61±13	63±12	60±14	<0.001
缺损内径(mm)				
房间隔缺损	22.0±8.4	20.7±7.2	24.9±9.9	0.005
室间隔缺损	9.3±4.8	6.2±2.3	11.9±4.8	<0.001
动脉导管未闭	6.2±3.2	4.5±1.4	8.2±3.5	<0.001
肺动脉收缩压(mmHg)	44±24	26±9	64±18	<0.001

注：a：是无肺动脉高压与合并肺动脉高压患者之间比较的结果；b：数据采用中位数(四分位数)表示；1mmHg=0.133 kPa

表3-8-1（2）先天性心脏病患者发生肺动脉高压的独立影响因素

项目	OR值	95%CI	P值
年龄每增加1岁	1.04	1.02～1.06	<0.001
体质指数每增加1 kg/m^2	0.90	0.85～0.96	0.001
收缩压每增加1 mmHg	0.97	0.96～0.99	<0.001
舒张压每增加1 mmHg	1.00	0.99～1.02	0.773
分流类型			
室间隔缺损/房间隔缺损	2.78	1.77～4.38	<0.001
动脉导管未闭/房间隔缺损	2.50	1.26～4.95	<0.001

3.8.2 肺动脉高压患者的临床特征

收集2007年5月至2010年10月全国31家三级甲等医院入选国家“十一五”科技支撑计划项目“提高肺动脉高压诊治水平的研究”的WHO第Ⅰ类和第Ⅳ四类肺动脉高压患者551例，其人口学特征和临床特征见图3-8-2，见表3-8-2[82, 83]。

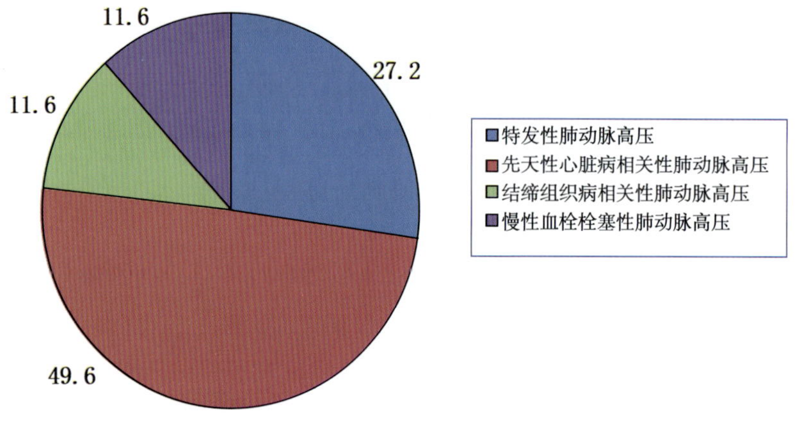

图3-8-2 不同类型肺动脉高压患者的构成比（%）

表3-8-2 551例PH患者及不同类型PH患者的人口学特征和临床特征

项目	ALL	IPAH	CHD-PAH	CTD-PAH	CTEPH
病例数	551	150	273	64	64
年龄（岁）	35±12	36±13	30±10	42±11	50±11
性别					
女性	386	100	194	61	31
男性	165	50	79	3	33
BMI（kg/m^2）	20.8±3.5	21.3±3.5	19.6±3.1	21.4±3.2	24.0±3.2
BMI≥30	1.63%	2.03%	1.10%	1.59%	3.13%
6MWD(m)	352±91	337±101	374±73	313±104	333±97
Borg评分(分)	3.0(2.0, 4.0)	3.0(2.0, 4.0)	2.0(2.0, 3.0)	3.0(2.0, 5.0)	3.0(2.0, 5.0)
WHO-FC					
Ⅰ/Ⅱ	327(59%)	70(47%)	191(70%)	34(53%)	32(50%)
Ⅲ/Ⅳ	224(41%)	79(53%)	82(30%)	30(47%)	32(50%)
血流动力学指标					
RAP（mmHg）	9±6	10±6	9±6	11±6.	10±7
mPAP（mmHg）	67±20	61±16	77±19	52±12	53±13
CI（$l\cdot min^{-1}\cdot m^{-2}$）	2.7±1.2	2.3±0.8	3.0±1.3	2.2±0.8	2.3±0.9
PVR($dyn\cdot sec\cdot cm^{-5}$)	1496±783	1484±699	1594±869	1322±585	1243±644
S_vO_2（%）	65.9±9.1	64.8±9.2	67.7±8.2	63.2±12.4	63.0±8.1

注：ALL：551例肺动脉高压患者；IPAH：特发性肺动脉高压患者； CHD-PAH：先天性心脏病相关性肺动脉高压患者；CTD-PAH：结缔组织相关性肺动脉高压患者；CTEPH：慢性血栓栓塞性肺动脉高压患者；BMI：体质指数；6MWD：6分钟步行距离；WHO-FC：WHO肺动脉高压功能分级；Borg评分：Borg呼吸困难指数；mRAP：右房平均压；mPAP：肺动脉平均压；CI：心指数；PVR：肺血管阻力；S_vO_2：混合静脉血氧饱和度。

3.8.3 特发性肺动脉高压的预后

收集2006年3月至2009年11月期间在阜外医院肺血管病诊治中心新诊断的且可随访到的成人(年龄≥18岁）IPAH患者90例，平均随访时间为16月，结果显示，特发性肺动脉高压的1年、2年和3年生存率分别为84.1%、73.7%和70.6%，而传统治疗的患者1年、2年和3年生存率分别为67.7%、55.9%和47.0%。靶向药物治疗可以改善特发性肺动脉高压的预后[84]，不同中心的研究结果见表3-8-3（1）。影响特发性肺动脉高压预后的因素见表3-8-3（2）。

表3-8-3(1) 特发性肺动脉高压的预后

生存年限	阜外医院 2006年后 (90例)	阜外医院 2006年前[85] (72例)	美国NIH 80年代[86] (162例)	上海等5个中心 2006年后[87] (173例)	法国 2006年[88] (264例)
1年	84.1%	68%	68%	92.1%	85.7%
2年	73.7%	56.9%	-	-	69.6%
3年	70.6%	38.9%	48%	75%	54.9%

表3-8-3(2) 影响特发性肺动脉高压患者预后的因素

变量	HR	95% CI	P Value
年龄（每增加10岁）	0.51	0.28～0.95	0.033
体重（每增加5 kg）	0.75	0.58～0.99	0.039
心包积液	4.20	1.53～11.52	0.005
未接受肺动脉高压靶向药物治疗	7.82	2.75～22.26	< 0.001

3.8.4 先天性心脏病艾森曼格综合症患者的预后

收集2005年1月至2009年12月初次确诊的艾森曼格综合症的患者121例，病例基本特征分为西地那非治疗组和传统治疗组，两组患者的生存率见图3-8-4，影响患者生存的因素见表3-8-4。

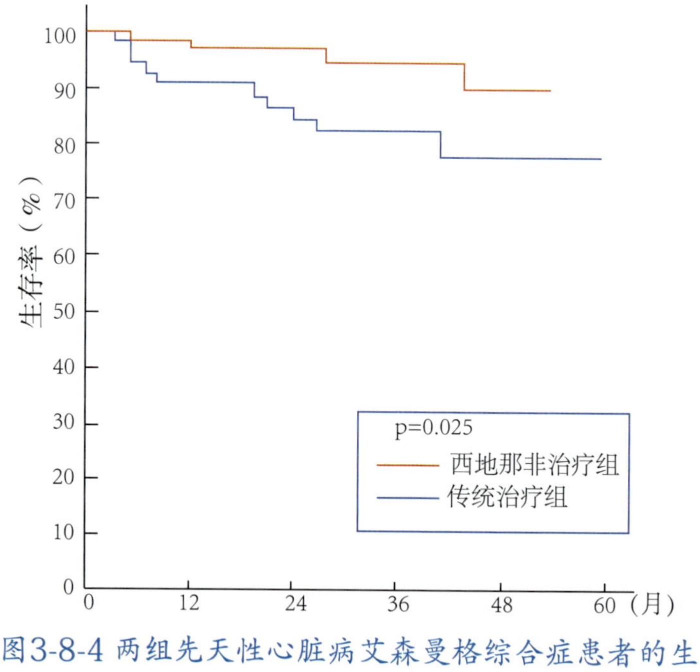

图3-8-4 两组先天性心脏病艾森曼格综合症患者的生存率

表3-8-4 影响先天性心脏病艾森曼格综合症患者生存的因素

参数	HR（95% CI）	P值
肺动脉平均压	1.35（1.13～1.61）	0.001
WHO-FC ≥Ⅲ	5.20（1.46～18.55）	0.001
接受西地那非治疗	0.55(0.34～0.87)	0.001

3.9 心力衰竭

3.9.1 发病率

10省市20个城区和农村调查[89]：南方五省市包括：江苏、湖北、福建、广西、四川。北方五省市包括：北京、吉林、陕西、青海、山东。涉及人口数为15 518人。其中男性和女性比例相当，城市和农村人口相当。调查结果显示：目前在中国35～74岁的人群中，共有400万心力衰竭患者。人群中慢性心衰的发病率为0.9%。而其中男性和女性的发病率分别为0.7%和1.0%。具体情况见表3-9-1（1）和表3-9-1（2）。

表3-9-1（1）不同年龄和性别的成年人（35～74岁）的心衰患病率（%）

年龄组（岁）	调查人数	男性患病率△	女性患病率△	合计△
35～44	6 065	0.3	0.5	0.4
45～54	4 255	0.6	1.3※	1.0
55～64	3 375	1.3	1.4	1.3
65～74	1 823	1.1	1.5	1.3
合计	15 518	0.7	1.0※	0.9

注：※ 男、女性心衰患病率相比，U=2.03，$P<0.05$；△ 不同年龄组间患病率相比 χ^2=28.37，$P<0.01$

表3-9-1（2）南方和北方、城市和农村成年人（35-74岁）心衰患病率（%）

地区组	调查人数	男性患病率	女性患病率	合计
北方	7 654	1.3	1.5	1.4△
南方	7 864	0.3	0.7	0.5
城市	7 822	1.0	1.2	1.1
农村	7 636	0.6	1.0	0.8※
合计	15 518	0.7	1.0※	0.9

注：△ 北方和南方心衰患病率相比，U=5.08，$P<0.01$；※ 城市和农村心衰患病率相比，U=1.92，$P<0.054$

3.9.2 心力衰竭患者基本情况

我国学者分析近30年来慢性心力衰竭老年患者的基本情况见表3–9–2。对国内42家医院1980年、1990年、2000年3个全年段住院病历进行回顾性分析和比较。共10 714例心衰患者入选，发现住院时间逐年缩短，三个年段入院时心功能都以Ⅲ级最多。

表3-9-2 心力衰竭患者的基本情况

研究名称	年份	例数	年龄	平均住院天数	平均病程（月）	心功能（%）		
						Ⅰ+Ⅱ	Ⅲ	Ⅳ
老年心衰[90]	1973～1982	218	67.06±5.45	23	96	6.4	22	71.6
	1983～1992	509	68.81±6.36	22	60	11.4	37.5	51.1
	1993～2002	1 929	71.39±6.92	12	60	10.4	39.4	50.2
42家医院[91]	1980	1 756	63.1 ±16.1	35.1	128.9	24.5	42.5	32.4
	1990	2 181	至	31.6	88.1	26.7	—	28.8
	2000	6 777	67.8 ±16.5	21.8	46.6	27.7	43.7	27.5

3.9.3 心力衰竭的病因及用药

近年来，我国学者在分析我国心力衰竭的病因、治疗情况及其变化趋势方面，做了大量研究，以下4个大规模流行病学调查有代表意义，见表3–9–3（1）。这4个研究结果均显示近二三十年来，引起心力衰竭的主要原因已从风湿性瓣膜性心脏病转为冠心病。但也发现在青海省引起心衰的首要原因是高原性心脏病（53.2%）。心力衰竭的用药见表3–9–3（2）。另外，近期的一项回顾性调查研究[92]，对湖北省12家三级甲等医院2000年1月1日至2010年5月31日期间住院的慢性收缩性心衰患者进行了分析，描述了该省16 681例心衰患者的基本特征，见表3–9–3（3），并对不同性别患者各年龄组不同病因进行分析。结果显示，扩心病发生率随年龄增加逐渐减低，但男性发生率高于女性；冠心病和高血压性心脏病发生率随年龄增加逐渐升高；风心病发生率随年龄增加而减低，但女性发生率高于男性，见表3–9–3（4）。北京301医院的学者对1993年～2007年因CHF住院的6 949例患者的病因进行了分析[93]，前四位依次为：冠心病（45.0%）、高血压病（38.7%）、心脏瓣膜病（27.5%）和糖尿病（18.3%），见图3–9–3。更进一步的细致分析显示，对于只有一种疾病的CHF而言，导致CHF的首要病因是心脏瓣膜病（34.3%），而对于同时患有至少5种疾病的患者，导致CHF前三位的病因分别为：冠心病（87.9%）、高血压病（78.4%）和糖尿病（66.3%）。

表3-9-3（1）中国心力衰竭患者的主要病因

调查地点	年份	人数（n）	心衰病因（%）					
			高血压	缺血性心脏病	瓣膜性心脏病	肺心病	特发性扩张型心肌病	先天性心脏病
香港[94]	1995	730	37	31	15	27	4.0	—
上海[95]	1980	2 178	8.5	31.1	46.8	—	6.0	—
	1990	2 178	10.3	40.6	24.2	—	6.9	—
	2000		13.9	55.7	8.9	—	7.5	—
42家不同医院[91]	1980	1 756	8	36.8	35.5	—	6.4	3.5
	1990	2 181	10.4	33.8	37.0	—	7.4	3.1
	2000	6 777	12.9	45.6	21.0	—	7.6	3.2
基层医院[96]	2004	2 100	30.4	57.1	29.6	26.0	—	—

表3-9-3（2）心力衰竭患者的用药

调查地点	年份	人数	治疗用药（%）							
			硝酸酯类	利尿剂	地高辛	ARB	ACEI	安体舒通	BB	钙拮抗剂
天津[97]	1973～1982	5 421	30.3	58.7	61.3	—	—	5.9	9.0	14.8
	1983～1992	2 533	70.6	67.8	71.6	—	24.2	10.1	8.3	35.2
	1993～2002	3 941	91.4	75.4	67.9	4.0	70.9	23.1	25.3	21.6
42家不同医院[91]	1980	7 562	44.7	63.7	51.7	0.4	14.0	10.0	8.5	6.1
	1990	1 816	36.0	70.2	45.5	1.4	26.4	8.4	9.5	16.4
	2000	7 772	53.0	48.6	40.3	4.5	40.4	20.0	19.0	10.5
上海[94]	1980	178	74.4	77.1	60.0	—	0.6	—	6.8	—
	1990	—	—	—	—	—	38.9	—	5.7	41.3
	2000	—	—	—	—	11.5	70.8	—	25.0	14.2
17个地区基层医院[98]	2006	2 100	—	90.0	60.0		5.8	50.0	40.0	—

注：BB，β受体阻滞剂；ACEI，血管紧张素转换酶抑制剂；ARB，血管紧张素受体受体拮抗剂

表3-9-3（3）湖北省16 681例心衰患者的基本特征

变量	合计（n=16 681）	存活组（n=10 228）	死亡组（n=6 453）	P值
女性（n，%）	6 794（40.73）	4 668（45.64）	2 126（39.01）	<0.001
年龄（岁）	63.42±11.16	61.75±11.75	65.37±13.90	<0.001
心率（bpm）	85.31±20.14	83.57±22.60	87.49±23.11	<0.001
NYHA Ⅲ～Ⅳ级	2 668（75.94）	7 236（70.75	5 432（84.18	<0.001
糖尿病（n，%）	2 700（16.19）	1 317（12.88）	1 383（21.43）	0.211
高血压（n，%）	7 939（47.59）	4 888（47.79）	3 051（47.28）	0.545

（续表）

房颤（n，%）	6 807（40.81）	3 79（37.07）	3 015（46.72）	<0.001
LVEDD（mm）	53.64±69.78	50.20±11.72	58.01±9.44	<0.001
LVEF（%）	37.96±10.41	40.31±7.02	30.82±8.02	<0.001
ACEI（n，%）	8 607（51.60）	4 618（48.08）	3 689（57.17）	<0.001
BB（n，%）	7 770（46.58）	5 174（50.59）	2 596（40.23）	<0.001
ARB（n，%）	3 116（18.68）	1 890（18.48）	1 226（19.00）	<0.001
地高辛（n，%）	7 713（46.24）	4 330（42.33）	3 383（52.43）	<0.001
利尿剂（n，%）	11 532（69.13）	6 744（65.94）	4 788（74.20）	<0.001

注：LVEDD，左室舒张末内径；LVEF，左室射血分数；ACEI，血管紧张素转换酶抑制剂；BB，β受体阻滞剂； ARB，醛固酮受体拮抗剂

表3-9-3（4）湖北省16 681例心衰患者病因分析

年龄组（岁）	扩心病（例/%）		冠心病（例/%）		高血压（例/%）		风心病（例/%）	
	男性	女性	男性	女性	男性	女性	男性	女性
<30	154/66.38	61/29.33	5/2.16	3/1.44	10/4.31	5/2.4	48/20.69	79/37.98
30～39	206/52.69	56/20.29	22/5.63	1/0.36	45/11.51	21/7.61	88/22.51	133/48.19
40～49	529/50.43	158/21.44	136/12.96	42/5.7	173/16.49	82/11.13	174/16.59	413/56.04
50～59	742/40.33	344/26.56	446/24.24	170/13.13	422/22.93	292/22.55	243/13.21	505/39.00
60～69	687/31.70	344/19.49	710/32.76	486/27.54	625/28.84	579/32.80	144/6.65	370/20.96
70～79	459/15.72	175/7.90	1482/50.75	1017/45.93	988/33.84	934/42.19	91/3.12	142/6.41
≥80	41/4.57	30/4.35	480/53.51	373/54.14	362/40.36	296/42.96	3/0.33	18/2.61

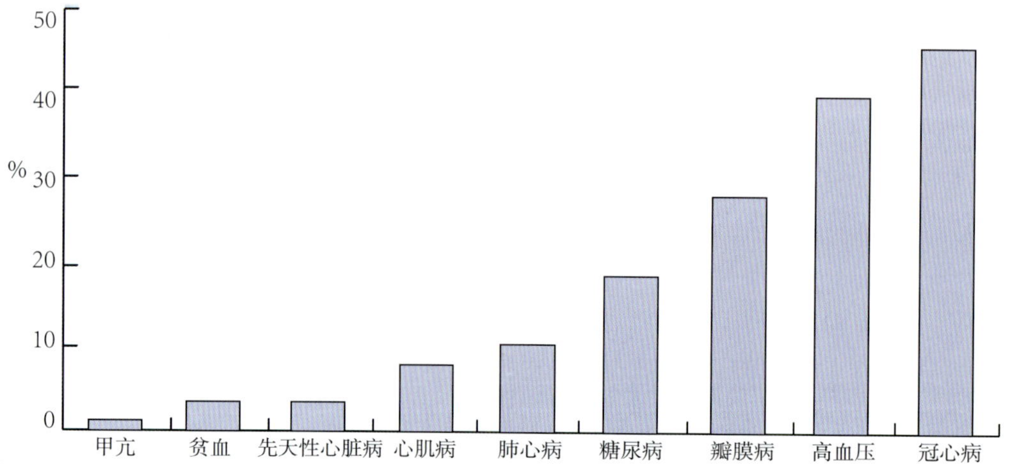

图3-9-3 北京301医院心力衰竭住院患者病因

3.9.4 住院患者死亡率

北京301医院的学者对该院15年CHF住院患者回顾性分析研究[93]显示：CHF住院患者30天死亡率为5.4%。年龄段在18～39岁及≥80岁的女性患者，其住院死亡率近乎男性患者的2倍（3.2% vs 1.8%，p=0.148；16.1% vs 11.4%，p=0.086）。随着年龄和合并疾病的增加，男女患者的住院死亡率均随之增加。见图3–9–4（1、2）。

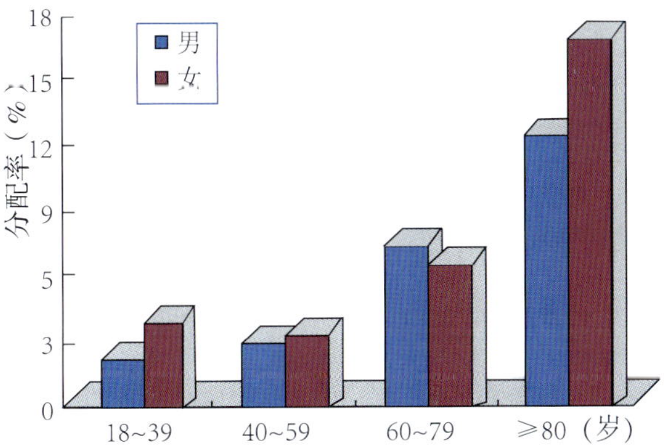

图3-9-4（1）男女患者与年龄相关的住院死亡率变化

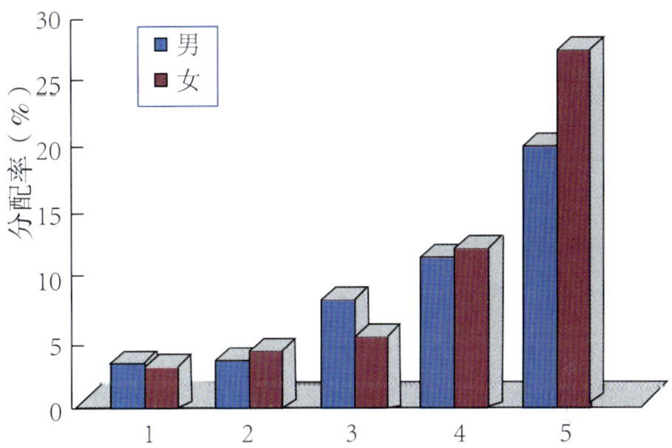

图3-9-4（2）男女患者与合并疾病率相关的住院死亡率变化

3.9.5 老年患者慢性心力衰竭研究

3.9.5.1香港地区老年心衰患者研究

2001年1月～2002年1月在香港大学玛丽医院调查该院收治的香港地区60岁以上的老年充血性心衰患者[99]，共计1 074 例次，分析了患者的临床特征和用药情况。见表3–9–5（1）。

表3-9-5（1）香港地区老年慢性心衰患者住院治疗及出院带药情况

	项目	患者数（例次%）		项目	患者数例次（%）
药物	利尿剂	785（73.1）	治疗	冠脉介入或心脏搭桥	83
	ACEI	544（50.7）			
	硝酸酯类	509（47.4）		瓣膜手术	13（1.2）
	地高辛	267（24.9）		心脏移植	1（0.1）
	CCB	158（14.7）	转归	死亡	51（4.7）
	BB	105（9.8）		转院	476（44.3）
	华法林	70（6.5）		好转回家	547（50.9）

注：CCB，钙离子拮抗剂；BB，β受体阻滞剂；ACEI，血管紧张素转换酶抑制剂

3.9.5.2 大陆学者分析近30年来慢性心力衰竭老年患者的死亡情况[90]见表3-9-5（2）。

表3-9-5（2）大陆近30年来老年慢性心衰患者死亡情况

年份	例数	死亡例数	年龄（岁）	死亡原因					
				冠心病	肺心病	风心病	高心病	先心病	其他
1973～1982	218	11.0	67.9±6.1	25	45.8	8.3	4.2	4.2	12.5
1983～1992	509	16.9	69.3±6.5	32.6	41.9	17.4	5.8	0.0	2.3
1993～2002	1929	8.8	72.2±7.2	46.7	36.1	12.4	1.2	1.2	1.8

有学者对国内42家医院分别在1980年、1990年、2000年3个全年段住院病历进行回顾性分析和比较[91]。共10 714例心衰患者入选，平均年龄为(63.1±16.1)岁～(67.8±16.5)岁，>60岁以上患者超过60%；住院期间明显改善率逐渐递增，分别为15.5%、19.6%和22.2%(P<0.001)。生存率逐渐提高，分别为33.6个月，37.1个月，40.5个月；死亡率明显递减，为15.4%、12.3%、6.2%(P<0.001)，但明显高于同期心血管病病死率(3个年段分别为8.2%、5.6%和2.6%)，3个年段因心衰死亡占心血管病总死亡率没有改变，分别为39.9%、37.7%、41.1%。心衰死亡原因依次为：泵衰竭(59%)、心律失常(13%)、猝死(13%)，其他死因约占14%。

3.9.6 中国基层医院慢性心衰治疗状况的调查[100]

2006年中国学者调查了17个地区（11个省、3个直辖市和3个自治区）2 066 所基层医院（2级及以下），总结了基层医院慢性心力衰竭治疗用药的情况，发现了一些问题，如地高辛剂量>0.25mg/d的使用比率仍高达10%，β－受体阻滞剂使用率为40%，靶剂量的使用率只有1%；血管紧张素转换酶抑制剂(ACEI)使用率为80%，靶剂量的使用率只有2%。

3.9.7 急性冠脉综合征（ACS）与急性心衰的研究

BRIG研究是2011年完成的一项针对国内ACS合并急性心衰患者的研究[101]，分析了2006年3月至6月中国大陆31个省份及香港特别行政区共计65家医院的3 168名可明确诊断为ACS的患者病历资料，其中急性ST段抬高型心肌梗死1 329人，急性非ST段抬高型心肌梗死348人，不稳定型心绞痛1 491人。706（22.3%）名患者住院期间出现了急性心衰，262（8.3%）名患者合并心衰但无住院期间急性心衰发生，2 200（69.4%）名患者未合并心力衰竭。相比ACS不伴心衰的患者，发生心衰的患者年长，多有中风和房颤病史，心衰患者中，多为男性、近期吸烟、多为ST段抬高型心肌梗死、有ACS既往史的相对少。ACS伴HF的患者，与不伴HF的患者相比，β受体阻滞剂和他汀的服药率均较低（分别为66.5% vs 71.1%，p=0.01，67.4% vs 72.2%，p＜0.01），接受PCI治疗率也较低。对于急性心衰患者，上述三种治疗方法的应用率尚不乐观（分别为67.7%、70.4%和17.4%）。ACS伴HF患者较无HF的患者，住院天数长，院内死亡率高，院内复合终点事件发生率高。在对影响ACS患者住院结果的潜在因素（如年龄、性别、高血压病、糖尿病、非ST段抬高型心肌梗死、ST段抬高型心肌梗死、住院期间药物治疗等）进行校正后，急性心力衰竭仍然是ACS患者住院期间死亡率和复合终点事件发生率强有力的独立预测因素。

参考文献

[1]中国协和医科大学出版社. 2010年中国卫生统计年鉴. 2010.

[2]卫生部统计信息中心. 2008中国卫生服务调查研究--第四次家庭健康询问调查分析报告. 2009.

[3]谢学勤,张秀英,赵冬.北京市居民冠心病住院率及其变化趋势. 中华心血管病杂志. 2012.40:188～193.

[4]孙佳艺, 刘静. 2007至2009年北京市25岁以上居民急性冠心病事件发病率的监测. 中华心血管病杂志. 2012,40:194～198.

[5]Yang ZJ, Liu J, Ge JP, Chen L, Zhao ZG, Yang WY. Prevalence of cardiovascular disease risk factor in the chinese population: The 2007-2008 china national diabetes and metabolic disorders study. European heart journal. 2012,33:213～220.

[6]Xu T, Li W, Teo K, Wang XY, Liu LS, Yusuf S. Association of psychological risk factors and acute myocardial infarction in china: The inter-heart china study. Chinese medical journal. 2011,124:2083～2088.

[7]Hu B, Li W, Wang X, Liu L, Teo K, Yusuf S. Marital status, education, and risk of acute myocardial infarction in mainland china: The inter-heart study. Journal of epidemiology / Japan Epidemiological Association. 2012,22:123～129.

[8]Yaling Han, Quanming Jing, Yi Li, et al. Sustained clinical safety and efficacy of a biodegradable-polymer coated sirolimus-eluting stent in "real-world" practice: three-year outcomes of the CREATE (Multi-Center Registry of EXCEL Biodegradable Polymer Drug Eluting Stents) study. Catheterization and Cardiovascular Interventions 2012,79: 211～216.

[9]Zhang Rui-yan, Zhang Qi, Zhu Jin-zhou, et al. Safety and efficacy of polymer-free paclitaxel-eluting microporous stent in real-world practice: 1-year follow-up of the SERY-I registry. Chin Med J 2011,124(21): 3521～3526.

[10]Chen Shao-liang, Ye Fei, Zhang Jun-ie,et al. Comparison of a five-year clinical outcome between Chinese women and men with de novo coronary disease treated with implantation of a drug-eluting stent: a three-center, prospective, registry study. Chin Med J 2012,125(1): 7～11.

[11]Yundai Chen, Changhua Wang, Xinchun Yang, et al. Independent no-reflow predictors in female patients with ST-elevation acute myocardial infarction treated with primary percutaneous coronary intervention. Heart Vessels 2012;27:243～249.

[12]Xu Tao, Li Wei, Koon Teo, et al. Association of psychological risk factors and acute myocardial infarction in China: the INTER-HEART China study.Chin Med J 2011,124(14): 2083～2088.

[13]张晗 杨艳敏 朱俊等. 不同入院心率水平与ST段抬高型心肌梗死患者预后的关系.中华心血管病杂志 2012,40（1）：18～24.

[14]邵兴慧 杨艳敏 朱俊等. ST段抬高型心肌梗死患者治疗及近期预后的性别差异. 中华心血管病杂志 2012,40(2): 108～114.

[15]Prospective multi-center study of female patients with ST-elevation myocardial infarction in Liaoning province, China.Chin Med J 2012,125(11): 1915～1919.

[16]毛勇 余金明 战义强等. 匹伐他汀治疗高胆固醇血症安全性和有效性的多中心观察. 中华医学杂志 2012；92（14）：968～973[17]卫生部统计信息中心 中国卫生服务调查研究 中国协和医科大

学出版社.

[17]卫生部统计信息中心　中国卫生服务调查研究　中国协和医科大学出版社.

[18]Yang ZJ, Liu J, Ge JP, et al. Prevalence of cardiovascular disease risk factor in the Chinese population: the 2007～2008 China National Diabetes and Metabolic Disorders Study. Eur Heart J. 2012 Jan,33(2):213～220.

[19]中国卫生统计年鉴2002～2010. 中国协和医科大学出版社.

[20]Fang J,Zhuo-Ga C, Zhao Y, Kong F, Si Y, Liu M, Zhou D. Characteristics of stroke in tibet autonomous region in china: a hospital-based study of acute stroke. Eur Neurol. 2011,66(3):151～158.

[21]Chau PH, Woo J, Goggins WB, Wong M, Chan KC, Ho SC. Analysis of spatio-temporal variations in stroke incidence and case-fatality in Hong Kong. Geospat Health. 2011 Nov,6(1):13～20.

[22]Wang Y, Liao X, Zhao X, Wang DZ, Wang C, Nguyen-Huynh MN, Zhou Y, Liu L, Wang X, Liu G, Li H, Wang Y; China National Stroke Registry Investigators. Using recombinant tissue plasminogen activator to treat acute ischemic stroke in China: analysis of the results from the Chinese National Stroke Registry (CNSR). Stroke. 2011 Jun,42(6):1658～64.

[23]Wang D, Hao Z, Tao W, Kong F, Zhang S, Wu B, Lin S, Liu M. Acute ischemic stroke in the very elderly Chinese: risk factors, hospital management and one-year outcome. Clin Neurol Neurosurg. 20111, 113(6):442～446.

[24]Lin S, Wu B, Hao ZL, Kong FY, Tao WD, Wang DR, He S, Liu M. Characteristics, treatment and outcome of ischemic stroke with atrial fibrillation in a Chinese hospital-based stroke study. Cerebrovasc Dis. 2011,31(5):419～426.

[25]Li Y, He Y, Lai J, Wang D, Zhang J, Fu P, Yang X, Qi L. Dietary patterns are associated with stroke in Chinese adults. J Nutr. 2011;141(10):1834～1839.

[26]Sun H, Chen S, Jiang B, Zhao X, Wu S, Liu Y, Huang J, He L, Wang W. Public knowledge of stroke in Chinese urban residents: a community questionnaire study. Neurol Res. 2011,33(5):536～540.

[27]Zhang L, Wang F, Wang L, Wang W, Liu B, Liu J, et al. Prevalence of chronic kidney disease in China: a cross-sectional survey. Lancet. 2012,379(9818):815～822.

[28]Liu H, Yu J, Chen F, Wang J, Chen S, Wang F, et al. Does obesity attenuate the effect of metabolic syndrome on chronic kidney disease in patients with coronary artery disease? Report from China heart survey. Circ J. 2010,74(3):462～467.

[29]Liu H, Shi H, Yu J, Chen F, Jiang Q, D. H. Obesity and chronic kidney disease in patients with chronic heart failure: an insight from the China Heart Survey. Clin Exp Nephrol. 2011,15(4):522～528.

[30]Xu J, Wang W, Shi H, Chen S, Liu Z, Li W, et al. Chronic kidney disease is prevalent in Chinese patients admitted with verified cerebrovascular lesions and predicts short-term prognosis. Nephrol Dial Transplant. 2011,26(8):2590～2594.

[31]Yang JG, Li J, Lu C, Hasimu B, Yang Y, Hu D. Chronic kidney disease, all-cause mortality and cardiovascular mortality among Chinese patients with established cardiovascular disease. J Atheroscler Thromb. 2010,17(4):395～401.

[32]Zheng L, Sun Z, Zhang X, Li J, Hu D, Sun Y. The association between glomerular filtration rate and stroke in hypertensive patients in rural areas of China. J Hypertens.

2012,30(5):901～907.

[33]Liu H, Yan L, Ma GS, Zhang LP, Gao M, Wang YL, et al. Association of chronic kidney disease and coronary artery disease in 1,010 consecutive patients undergoing coronary angiography. J Nephrol. 2012,25(2):219～224.

[34]Luo Y, Li X, Li J, Wang X, Xu Y, Qiao Y, et al. Peripheral arterial disease, chronic kidney disease, and mortality: the Chinese Ankle Brachial Index Cohort Study. Vasc Med. 2010,15(2):107～112.

[35]数据来源于中国生物医学工程学会体外循环分会.

[36]中国生物医学工程学会体外循环分会，中国体外循环8年动态分析.中华心胸血管外科杂志，2011,27(10)：607～610.

[37]郑哲，张路，胡盛寿等，中国冠状动脉旁路移植手术风险评估.《中华心血管病杂志》，2010,38(10)：901～904.

[38]中国心血管外科注册登记研究协作组，非体外循环冠状动脉旁路移植术后早期死亡风险预测—SinoSCORE与EuroSCORE评分的对比.中华心胸血管外科杂志，2011,27(2)：75～77.

[39]郭惠明，吴若彬，肖学钧等，SinoSCORE预测心血管外科手术病死率—广东心血管研究所经验.中华心胸血管外科杂志，2011,27(2)：78～80.

[40]中国心血管外科注册登记研究协作组 SinoSCORE预测瓣膜手术死亡风险《中华心胸血管外科杂志》 2011,27(2)：84～86.

[41]中国心血管外科注册登记研究协作组，SinoSCORE对老年心血管病人的手术风险预测作用.中华心胸血管外科杂志，2011,27(2)：81～83.

[42]孙海宁，胡盛寿，郑哲，等吸烟和戒烟冠状动脉旁路移植术后远期结果的影响.中华心血管病杂志. 2011,39(9)：825～829.

[43]郝兴海，来永强，李进华等风湿性二尖瓣狭窄左心房血栓形成的危险因素分析.中华心胸血管外科杂志.2011,27(5)：293～296.

[44]刘成国, 阮连生. 浙江省舟山渔区外周动脉病患病率调查.中华老年医学杂志.2005. 24(11):863～865.

[45]李贤，武阳丰. 我国中老年人中踝臂指数（ABI）的分布及周围动脉硬化疾病（PAD）的患病率. 全国老年周围动脉硬化疾病防治专题研讨会论文汇编. 2007:99.

[46]李小鹰, 王洁, 何耀, 范利. 老年周围动脉硬化闭塞病与心血管疾病的关系--北京万寿路地区老年人群横断面调查. 中华医学杂志. 2003, 83(21): 1847～1851.

[47]王洁, 李小鹰, 何耀, 倪彬. 北京市万寿路地区老年人群周围动脉硬化闭塞病横断面调查.中华流行病学杂志. 2004,25(3): 221～224.

[48]管珩, 刘志民, 李光伟等. 50岁以上糖尿病人群周围动脉闭塞性疾病相关因素分析. 中华医学杂志. 2007,87(1): 23～27.

[49]魏毅东, 胡大一, 张润峰等. 代谢综合征患者合并外周动脉疾病的临床研究. 中华医学杂志. 2006,86(30): 2114～2116.

[50]李觉. 中国下肢动脉疾病研究系列报道——高危人群下肢动脉疾病的全因及心血管病病死率和危险比. 中国实用内科杂志. 2006, 26(21): 1685～1687.

[51]王勇, 李觉, 徐亚伟等. 中国自然人群下肢外周动脉疾病患病率及相关危险因素. 中华心血管病杂志. 2009, 37(12): 1127～1131.

[52]Wang L, DU F, Mao H, Wang HX, Zhao S. Prevalence and related risk factors of peripheral arterial disease in elderly patients with type 2 diabetes in Wuhan, Central China. Chin Med J (Engl). 2011, 124(24): 4264～4268.

[53]Li X, Luo Y, Xu Y, Li J, Hu D. Relationship of ankle-brachial index with all-cause mortality and cardiovascular mortality after a 3-year follow-up: the China ankle-brachial index cohort study. J Hum Hypertens. 2010, 24(2): 111～116.

[54]王薇, 武阳丰, 赵冬等. 中老年人群颈动脉粥样硬化分布特点及影响因素分析. 中华心血管病杂志. 2010,38(6): 553～557.

[55]杨毅宁, 纪伟宁, 马依彤等. 新疆维吾尔族、哈萨克族、汉族人群颈动脉斑块的检出率调查. 中华医学杂志. 2011, 91(4): 225～228.

[56]Yin JH, Song ZY, Shan PF, et al. Age- and gender-specific prevalence of carotid atherosclerosis and its association with metabolic syndrome in Hangzhou, China. Clin Endocrinol (Oxf). 2012, 76(6): 802～809.

[57]Xie W, Wu Y, Wang W, et al. A longitudinal study of carotid plaque and risk of ischemic cardiovascular disease in the Chinese population. J Am Soc Echocardiogr. 2011, 24(7): 729～737.

[58]Xie W, Liang L, Zhao L, et al. Combination of carotid intima-media thickness and plaque for better predicting risk of ischaemic cardiovascular events. Heart. 2011, 97(16): 1326～1331.

[59]王方正，华伟，张澍　全国心脏起搏器1998和1999年临床应用调查. 中华心律失常学杂志，2001,5：229～230.

[60]王方正，华伟，张澍，等. 全国心脏起搏器2000-2001年临床应用调查. 中华心律失常学杂志，2003,7：189～191.

[61]王方正，张澍，华伟，等. 全国心脏起搏器临床应用调查（2002至2005年）.中华心律失常学杂志，2006,10（6）：475～478.

[62]Yi-Han Chen, Huaizhi Chen, Yongquan Wu,et al. Cardiac Electrophysiology in China. Heart Rhythm, 2007,4:862.

[63]张澍.中国心律失常学科进展. 中国继续医学教育，2011（3）11:3～8.

[64]华伟，张澍，牛红霞，等. 植入型心律转复除颤器在心脏新猝死一级和二级预防重的应用—全国31家医院植入型心律转复除颤器植入适应症分析. 中华心律失常学杂志，2010; 14（1）：9～11.

[65]华伟,黄德嘉,沈法荣,等. 全国心力衰竭患者心脏再同步治疗应用调查. 中华心律失常学杂志, 2008,12(6):474～476.

[66]胡大一, 陈新, 马长生, 等. 2000年全国射频导管消融治疗快速心律失常资料总汇. 中华心律失常学杂志, 2002,6(2):124～127.

[67]黄从新, 张澍, 马长生,等. 中国经导管消融治疗心房颤动注册研究-2007. 中华心律失常学杂志,2009,13(3):173～177.

[68]黄从新, 张澍, 马长生,等. 中国经导管消融治疗心房颤动注册研究 2008. 中华心律失常学杂志,2011,14(4):247～251.

[69]周自强, 胡大一, 陈捷, 等. 中国心房颤动现状的流行病学研究. 中华内科杂志, 2004,43(7):491～494.

[70]Zhang S. Atrial fibrillation in mainland China: epidemiology and current management. Heart. 2009,95(13):1052～1055.

[71]老年人心房颤动诊治中国专家建议写作组. 老年人心房颤动诊治中国专家建议(2011).中华老年医学杂志，2011，30(11):894～908.

[72]Ezekowitz MD, Connolly S, Parekh A, et al. Rationale and design of RE-LY: randomized evaluation of long-term anticoagulant therapy, warfarin, compared with dabigatran. Ameircan Heart J，2009，157(5)：805～810.

[73]Patel MR, Mahaffey KW, Garg J, et al. Rivaroxaban versus warfarin in nonvalvular atrial fibrillation. N Engl J Med, 2011, 365:883～891.

[74]Granger CB, Alexander JH, McMurray JJ, et al. Apixaban versus warfarin in patients with atrial fibrillation. N Engl J Med, 2011, 365:981～992.

[75]Hua W, Zhang LF, Wu YF, et al. Incidence of sudden cardiac death in China: analysis of 4 regional populations. J Am Coll Cardiol. 2009, 54 :1110～1118.

[76]Zhang S. Sudden cardiac death in China. PACE 2009, 32:1159～1162.

[77]王增武，王馨，陈柯萍，等. 部分医院住院患者心律失常类型调查. 中华心律失常学杂志, 2009, 13(5):395～398.

[78]于建波, 黄鹤, 崔红营, 等. 湖北地区慢性收缩性心力衰竭患者房性心律失常分布调查. 中华心律失常学杂志 2011，（15）6：405～408.

[79]Galie N, Hoeper MM, Humbert M, et al. Guidelines for the diagnosis and treatment of pulmonary hypertension: The Task Force for the Diagnosis and Treatment of Pulmonary Hypertension of the European Society of Cardiology (ESC) and the European Respiratory Society (ERS), endorsed by the International Society of Heart and Lung Transplantation (ISHLT) . Eur Heart J, 2009, 30(20):2493～2537.

[80]McLaughlin VV, Archer SL, Badesch DB, et al. ACCF/AHA 2009 expert consensus document on pulmonary hypertension a report of the American College of Cardiology Foundation Task Force on Expert Consensus Documents and the American Heart Association developed in collaboration with the American College of Chest Physicians; American Thoracic Society, Inc.; and the Pulmonary Hypertension Association. J Am Coll Cardiol, 2009, 53(17):1573～1619.

[81]孙云娟，逄坤静，何建国等. 先天性心脏病相关性肺动脉高压的临床筛查. 中华医学杂志. 2012, 92:1091～1094.

[82]董琳，何建国，熊长明等. 成人肺动脉高压的疾病特征初步分析. 中华医学杂志. 2012, 92:1087～1090.

[83]董林，何建国，熊长明等. 150例特发性肺动脉高压临床分析. 中华心血管病杂志. 中华心血管病杂志, 2012, 40.

[84]Wei-Jie Zeng, Yun-Juan Sun, Jian-Guo He, et al. PhImpact of sildenafil on survival of patients with idiopathic pulmonary arterial hypertension. Journal of Clinical Pharmacology. 2011, DOI: 10.1177/0091270011418656.

[85]Jing ZC, Xu XQ, Han ZY, et al. Registry and survival study in chinese patients with idiopathic and familial pulmonary arterial hypertension . Chest, 2007, 132:373～379.

[86]Zhang R, Dai LZ, Xie WP, etal. Survival of Chinese Patients with Pulmonary Arterial Hypertension in the Modern Management Era . Chest, 2011, 140:301～309.

[87]Rich S, Dantzker DR, Ayres SM, etal. Primary pulmonary hypertension. A national prospective study . Ann Intern Med, 1987, 107:216～223.

[88]Humbert M, Sitbon O, Chaouat A, etal. Pulmonary arterial hypertension in France: results from a national registry . Am J Respir Crit Care Med, 2006, 173:1023～1030.

[89] Gu DF, Huang GY, He J, et al. Investigation of prevalence and distributing feature of chronic heart failure in Chinese adult population. Chin J Cardio. 2003, 31:3～6.

[90]王林, 马金萍, 党群, 陈康寅, 李永健等. 老年慢性心力衰竭住院患者2565例的回顾性分析《中华老年医学杂志》. 2006, 25:565～569.

[91]Society of Cardiology, Chinese Medical Association. Retrospective investigation of hospitalized patients with heart failure in some parts of China in 1980, 1990 and 2000. Chin J Cardiol .2002,30:450～454.

[92]于胜波，赵庆彦，崔红营等. 慢性收缩性心力衰竭患者药物治疗情况调查及相关因素分析.《中华流行病学杂志》. 2012,33（2）:229～233.

[93]Yin QX, Zhao YS, Li JY, et al. The Coexistence of Multiple Cardiovascular Diseases is an Independent Predictor of the 30-Day Mortality of Hospitalized Patients With Congestive Heart Failure: A Study in Beijing. Clin. Cardiol.2011; 34（7）: 442～446

[94]Sanderson JE, Chan SK, Chan WW, et al. The etiology of heart failure in the Chinese population of Hong Kong—a prospective study of 730 consecutive patients. Int J Cardiol. 1995,51:29～35.

[95]Shanghai Investigation Group of Heart Failure. The evolving trends in the epidemiologic factors and treatment of hospitalized patients with congestive heart failure in Shanghai during the years of 1980, 1990 and 2000. Chin J Cardiol. 2002,30:24～26.

[96]Cao YM, Hu DY, Wu Y, et al. A pilot survey of the main causes of chronic heart failure in patients treated in primary hospitals in China. Chin J Intern Med 2005,44:487～409.

[97]Ma JP, Wang L, Dang Q, et al. Retrospective analysis of drug treatment on in patients with chronic heart failure. Chin J Epidemiol.2007,28:78～82.

[98]Cao YM, Hu DY, Wang HY, et al. A survey of medical therapies for chronic heart failure in primary hospitals in China. Chin J Intern Med. 2006,45:907～909.

[99]詹红，曹晶茗. 不同左心室射血分数老年充血性心力衰竭患者药物治疗的临床研究.中国危重病急救医学，2006;18:210～215.

[100]中华医学会心血管病分会 中华心血管病杂志编辑委员会慢性收缩性心力衰竭治疗建议.《中华心血管病杂志》，2002,30:7～23.

[101]Wang N, Zhao D, Liu J, et al. Impact of heart failure on in-hospital outcomes of acute coronary syndrome patients in China — Results from the Bridging the Gap on CHD Secondary Prevention in China (BRIG) project. International Journal of Cardiology. 2012, 160:15～19.

第四部分 心血管病社区防治

4.1 心血管病社区防治工作概况

中国心血管病社区防治工作，持续了40多年的探索与实践，开展了以社区为基础，以高血压防治为突破口的人群综合干预。1969年阜外医院在首都钢铁公司建立的第一个人群防治基地是功能社区防治工作的典范，被世界卫生组织定义为“首钢模式”。20世纪70年代以来各地陆续建立了一批以地域行政社区为基础的人群高血压防治基地和心脑血管疾病综合防治示范区，1997年起在全国北京、天津、上海、浙江等24个省、自治区、直辖市开展了慢性病综合防治示范点工作，2010年起卫生部又启动了全国慢性病防治示范区创建工作，2011年全国建立起了39个示范区，社区人群防治工作在不断的探索中前行，并取得明显成效。2009年国家推出医改新政策，更是第一次将高血压和糖尿病社区防治工作纳入国家基本公共卫生服务范畴，在全国层面上开展人群防治工作。

40多年的历程，我国的心血管病社区防治工作历经了从数百人群到数十万人群的综合干预管理；从只干预高血压患者到管理社区全人群（包括一般人群、高危人群、患病人群）及多种慢性病（高血脂、糖尿病、冠心病、脑卒中等）综合管理；从注重心血管疾病的发病、死亡和危险因素监测到重视提高人群的知晓率、治疗率和控制率；从专家以科研、项目为手段的示范研究到以政府为主体的多部门合作的防治工作管理。我国心血管疾病社区综合防治逐步由点及面地向规范化、规模化、信息化方向发展。

4.2 心血管病社区防治工作案例介绍——河北省高血压社区规范化管理

高血压是我国居民最常见的慢性病，是导致心脑血管病并发症最主要的危险因素。控制高血压是预防心脑血管疾病的关键。2007年我国15～69岁居民高血压患病知晓率、治疗率、控制率分别为32.7%、27.5%和11.6%[1]，较2002年18岁以上成年居民的30.2%、24.7%和6.1%[2]均有所提高，但仍处于较低水平。为提高居民高血压控制水平，自2007年4月起，河北省多个地区陆续启动开展了“全国高血压社区规范化管理”项目工作。目的是通过技术普及和推广，实现对高血压患者的规范化治疗与持续管理，降低其脑卒中及冠心病事件的发病和死亡；推动社区人群高血压防治工作，促进和提高社区居民对高血压防治的认识，有效控制高血压，预防心脑血管病；促进高血压社区规范化治疗技术的推广和普及[3]。

管理对象为愿意参加并能够配合医生进行规范化管理的原发性高血压患者。从2007年4月至2009年6月，项目覆盖石家庄、保定、沧州、唐山、张家口、邯郸、衡水、华北油田等8个地市、63个区县、206个社区，参加规范化管理项目的基层医生1 100多人，实际接受培训指导的基层医生7 000多人，加入项目管理的高血压患者达4.18万人（其中建立电子病历27 522人）。

1.项目实施要点

⑴建立以卫生行政部门领导、疾控机构组织、临床专家配合、基层卫生机构为工作平台的高血压综合防治组织运行模式。具体表现形式为：卫生行政部门制定和下达辖区高血压防治计划、任务、指标；疾控机构负责组织实施，包括制定实施方案、组织人员培训、质量检查、工作考核与评估等；临床专家承担技术指导、培训任务；基层医疗机构工作人员按照上级要求参加培训、不断提高高血压诊疗技术水平、具体落实高血压筛查与病人管理等工作。

⑵开展基层医生培训。以《中国高血压防治指南》、《社区高血压防治手册》为培训教材，主要内容有高血压社区健康教育与高血压预防、高血压诊断与筛查、高血压分级管理、高血压药物治疗和非药物治疗、社区高血压的转诊、项目方案要求等，通过集中授课和定期现场指导的方式培训基层医生，以提高他们对项目的执行能力和高血压综合防治技术水平。在项目实施几年中，开展了多期培训，培训项目点基层医生7 000多人次。

⑶开展高血压防治健康教育宣传活动。利用“全国高血压日”、“世界高血压日”、“世界心脏日”、“世界无烟日”等卫生活动日契机，组织社区居民开展形式多样的高血压防治知识宣教活动。目的是提高居民高血压防治知识知晓率，改变不良生活方式，提高规范化治疗的依从性，促进高血压的控制。

⑷开展高血压规范化随访管理。社区基层医生对辖区筛检出的高血压患者进行登记建档并给予随访管理。随访频率：按照病人危险分级分层管理，随访要求是低危患者每3月随访1次，中危患者每2月随访1次，高危和极高危患者每月随访1次。随访内容：主要是监测血压和个体化干预指导，根据血压水平和心血管病危险控制情况调整治疗措施，包括个体化的药物治疗、纠正不良生活方式。随访方式：以门诊随访为主，结合电话随访和入户随访。

2.项目成效[4,5]

入选患者的基本情况。对项目27 522份电子病历数据统计分析，平均年龄（58.1±10.9）岁，45岁以下占10.6%、45~59岁占39.4%、60岁及以上占50.0%；危险分层：低危4.5%、中危42.5%、高危和极高危53.0%。完成3个月、6个月、9个月、

12个月随访的患者比例分别为60.5%、57.1%、51.7%和38.8%；男性占51.2%，女性占48.8%。

管理前后患者血压变化情况与基线水平相比，管理后患者收缩压、舒张压值均显著下降，血压控制率显著提高。管理前后收缩压分别为（146.9±18.3）vs（132.1±9.3）mmHg（$P<0.01$），舒张压分别为（90.4±11.5）vs（82.1±7.5）mmHg（$P<0.01$），血压控制率为8.9% vs 77.3%（$P<0.01$），1级、2级、3级血压水平患者比例由50.2%、27.9%和1.3%分别下降为20.6%、1.8%和0.3%。见图4-2。

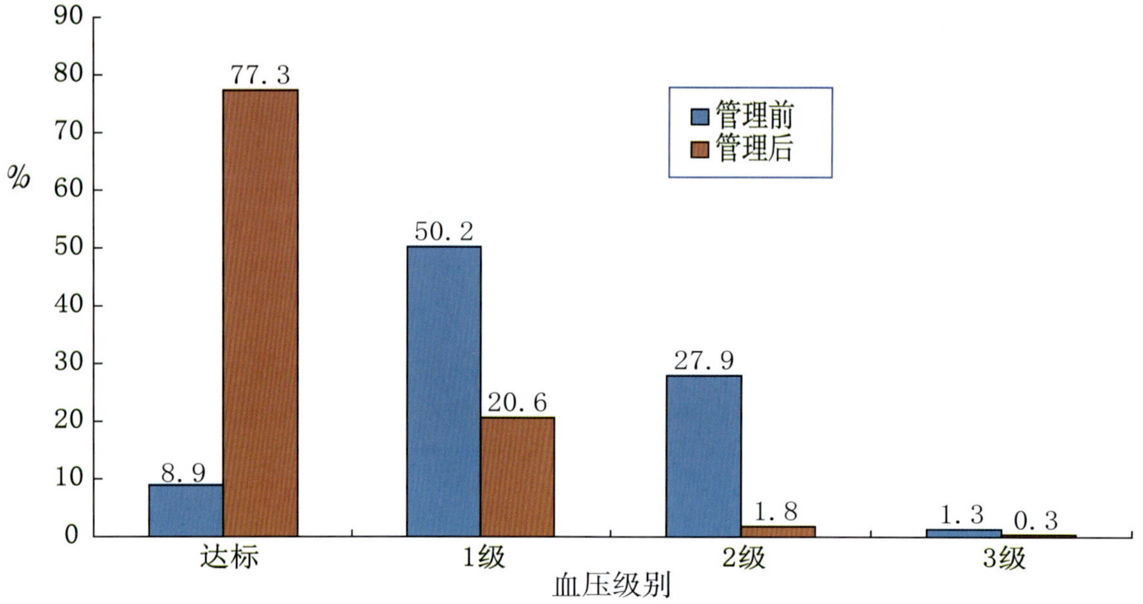

图4-2 管理前后高血压患者血压控制情况

结论显示，通过高血压社区规范化管理，高血压患者的血压水平显著降低，血压控制率水平显著提高。尤其可喜的是，借助于本项目工作模式和经验，2009年国家基本公共卫生服务项目——高血压、糖尿病患者健康管理工作在河北省全省范围顺利地推开。

参考文献

[1]中国疾病预防控制中心慢性非传染性疾病预防控制中心编著. 中国慢性病及其危险因素监测报告2007. 北京：人民卫生出版社，2010，64～67.

[2]王陇德主编. 中国居民营养与健康状况调查报告之一：2002综合报告. 北京：人民卫生出版社，2005，53～56.

[3]卫生部心血管病防治研究中心. 中国心血管病报告2006. 北京：中国大百科全书出版社. 2006，65～66.

[4]孙纪新，朱俊卿，　唐丽娟，等. 河北省高血压社区规范化管理患者血压控制效果.河北医药2012，34（19）：待定.

[5]孙纪新　唐丽娟　张帆，等. 河北省部分社区建档高血压患者血压与体重基线水平. 河北医药2012，34（5）：759～760.

第五部分 心血管病医疗费用

5.1 中国医院心血管病患者住院服务利用状况

5.1.1 中国医院心血管病和糖尿病患者出院总人次数及其变化趋势

2011年中国心血管病（包括脑血管病）患者出院总人次数为1 289.60万人次，占同期出院总人次数（包括所有住院病种）的12.03%；其中，心脏病患者出院人次数为670.93万人次，占同期出院总人次数的6.26%；脑血管病患者出院人次数为618.67万人次，占同期出院总人次数的5.77%。

2011年，中国心血管病（包括脑血管病）患者出院人次数中，以缺血性心脏病患者（446.27万人次，其中急性心肌梗死29.70万人次）和脑梗死（372.62万人次）患者为主，其比重分别为34.61%和28.89%；其余依次为高血压患者201.63万人次（其中高血压性心脏和肾脏病患者15.41万人次），颅内出血患者119.95万人次，风湿性心脏病患者23.03万人次。另，2011年糖尿病患者出院人次数为212.74万人次。

1980～2011年间，中国心血管病（包括脑血管病）患者出院人次数年平均增长速度为9.39%，快于同期出院总人次数（包括所有住院病种）的年平均增长速度（6.03%）。其中，心血管病各病种年平均增长速度排位分别为脑梗死（12.28%）、缺血性心脏病（11.56%）、颅内出血（10.46%）、急性心肌梗死（8.93%）、高血压（8.09%）、高血压性心脏和肾脏病（5.15%），而风湿性心脏病（1.30%）患者出院人次数未发生明显变化。另，1980年至2011年间，糖尿病年平均增长速度为14.13%。见图5-1-1（1～4）。

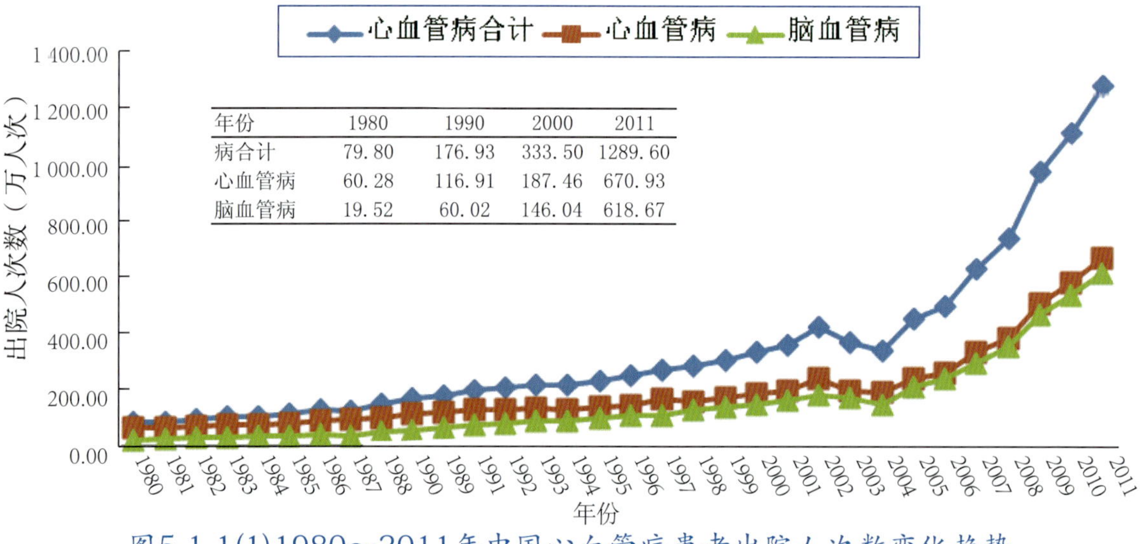

年份	1980	1990	2000	2011
病合计	79.80	176.93	333.50	1289.60
心血管病	60.28	116.91	187.46	670.93
脑血管病	19.52	60.02	146.04	618.67

图5-1-1(1)1980～2011年中国心血管病患者出院人次数变化趋势

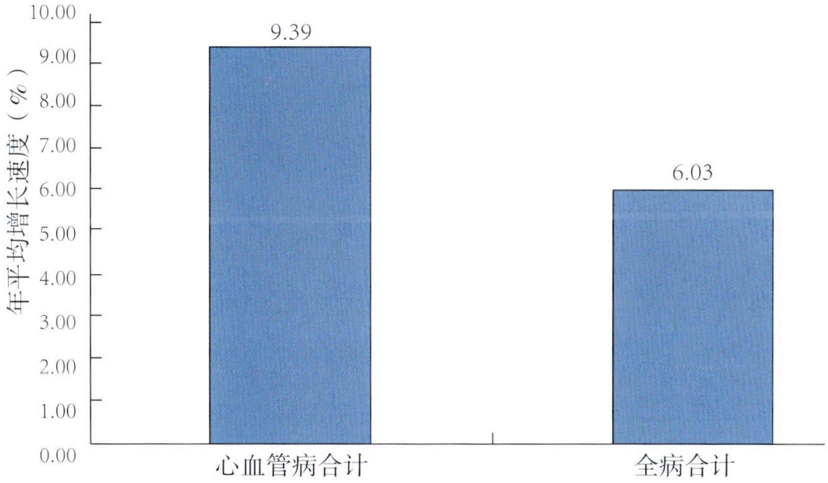

图5-1-1(2) 1980～2011年中国心血管病患者出院人次数年均增长速度

注：心血管病包括缺血性心脏病（心绞痛、急性心肌梗死及其他缺血性心脏病）、慢性风湿性心脏病、肺源性心脏病、高血压病（包括高血压性心脏、肾脏病）及脑血管病（颅内出血和脑梗死），其中2002年以前，缺血性心脏病在卫生统计年报中的名称是冠心病。

数据来源：全国卫生统计年报资料，1980～2001年，中华人民共和国卫生部。

中国卫生统计年鉴，2002年～2012年，中华人民共和国卫生部。

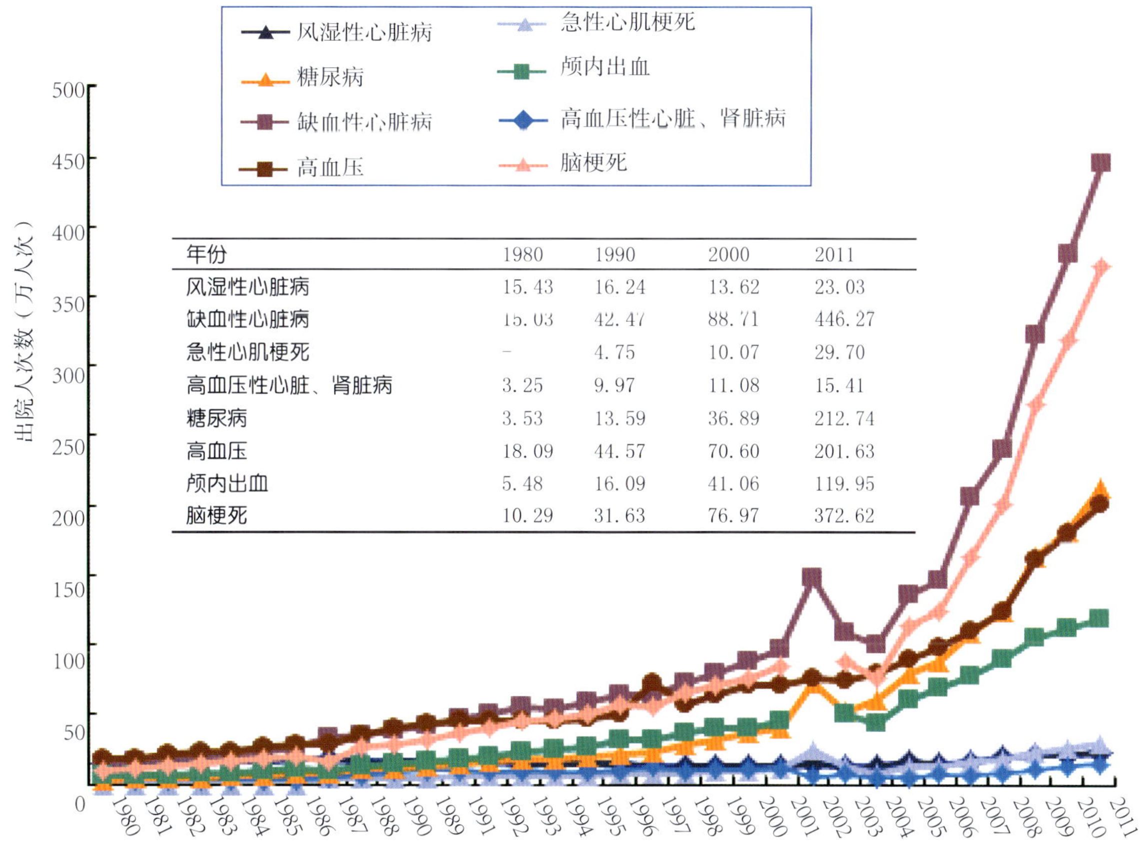

年份	1980	1990	2000	2011
风湿性心脏病	15.43	16.24	13.62	23.03
缺血性心脏病	15.03	42.47	88.71	446.27
急性心肌梗死	-	4.75	10.07	29.70
高血压性心脏、肾脏病	3.25	9.97	11.08	15.41
糖尿病	3.53	13.59	36.89	212.74
高血压	18.09	44.57	70.60	201.63
颅内出血	5.48	16.09	41.06	119.95
脑梗死	10.29	31.63	76.97	372.62

图5-1-1(3) 1980～2011年中国各类主要心血管病和糖尿病患者出院人次数变化趋势

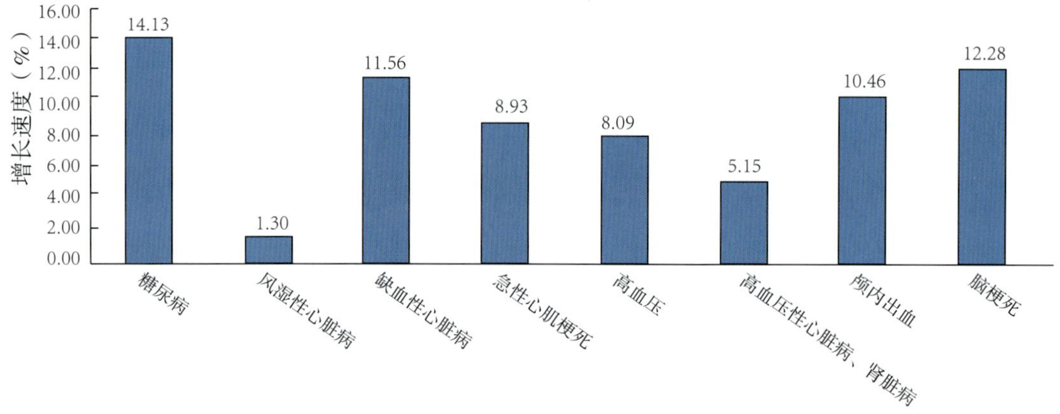

图5-1-1(4) 1980～2011年中国各类主要心血管病和糖尿病患者出院人次数年均增长速度

5.2 中国医院心血管病住院费用

2011年中国心血管疾病（包括脑血管病）中，急性心肌梗死的住院总费用为49.87亿元，颅内出血为141.56亿元，脑梗死为272.96亿元；扣除物价因素的影响，自2004年以来，年均增长速度分别为29.62%、21.71%和27.65%。

2011年中国心血管疾病（包括脑血管病）中，急性心肌梗死的次均住院费用为16 793.1元，颅内出血为11 802.1元，脑梗死为7 325.3元；扣除物价影响因素后，自2004年以来，年均增长速度分别为7.01%、5.38%和1.63%。见图5-2（1～3）。

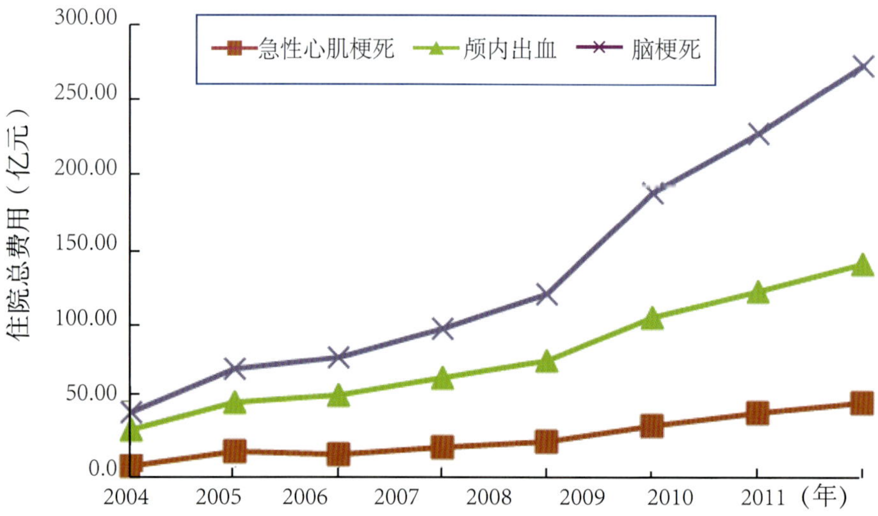

图5-2(1) 2004～2011年三种心血管病住院总费用变化趋势（当年价格）

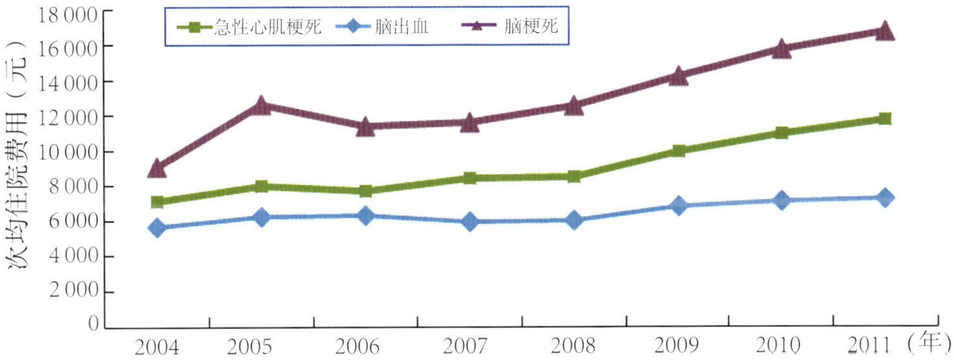

图5-2(2) 2004~2011年三种心血管病次均住院费用变化趋势（当年价格）

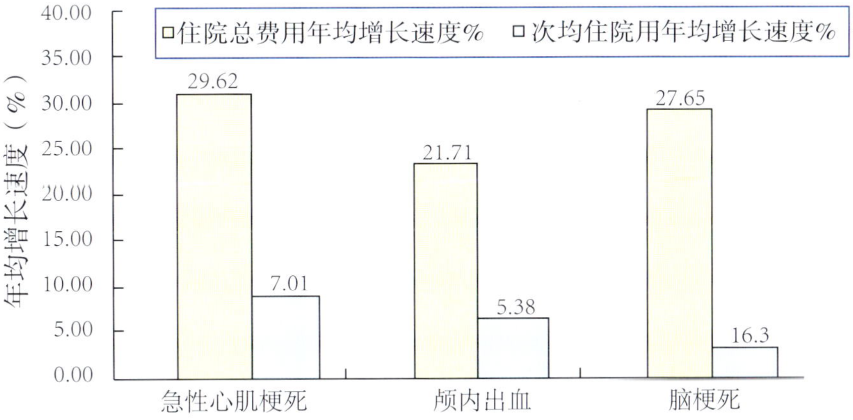

图5-2(3) 2004~2011年三种心血管病住院总费用和次均住院费用年均增长速度

注：住院总费用=次均住院费用*住院人次数

数据来源：以上三种心血管疾病的住院总费用和次均住院费用来源于2005~2012年中国卫生统计年鉴，中华人民共和国卫生部。

5.3 心血管病药品市场

2011年中国100张床位以上医院药品总购药额为3 660.24亿元；其中，心血管药品总购药额为460.74亿元。前五位药物类别分别为中枢性和外周性血管疗法、所有其他治疗心脏药物、钙拮抗剂（单一用药）、调节胆固醇和甘油三酯的药物、血管紧张素受体拮抗剂（单一用药）。见表5-3。

表5-3　2011年中国心血管药品销售金额前15位排名（亿元）[1]

药品分类	2011年
心脑血管循环改善药*	156.53
其他心肌营养药及冠脉循环改善药	81.42
钙拮抗剂（单一用药）	42.70
调节胆固醇和甘油三酯的药物	34.78

（续表）

血管紧张素受体拮抗剂（单一用药）	30.87
冠脉治疗（钙离子拮抗剂和亚硝酸盐除外）	22.89
亚硝酸盐和硝酸盐	13.34
静脉曲张治疗，全身性的	12.97
血管紧张素转换酶抑制剂，单一用药	11.34
β受体阻断剂（单一用药）	10.58
血管紧张素受体拮抗剂（联合用药）	6.75
利尿药	4.07
抗高血压药（非草药）	2.88
正性肌力药物	2.23
心脏兴奋剂，强心苷除外	1.54
其他心血管用药	25.85
合计	460.74

注：*心脑血管循环改善药主要包括灯盏细辛、菲克维兹、杏丁、金纳多、银杏天宝、舒血宁、都可喜、西比灵、脉络宁、迪艾洛维等。

5.4 对报告内容及引用数据的说明

2011年心血管病医疗费用：本着数据选取的代表性和科学性的原则，本报告选取《中国卫生统计年鉴》公布的、以医院病案为依据的全国样本医院30种疾病住院医疗费用数据，描述心血管病相关病种（急性心肌梗死、颅内出血和脑梗死）的住院费用及其变化趋势。

出院人次数：由于卫生部统计信息中心分别在1987年和2002年两次调整相关病种统计口径，因此同一病种调整前后的出院人次数数据出现波动，在一定程度上影响了数据的连续性。鉴于此，心血管病住院费用2003年的数据未被计入本报告。

缺血性心脏病诊断：鉴于该病的诊断在基层医院存在一定的问题，故出院人次数量存在一定的误差，但其不影响增长趋势的变化。

消除价格影响：为了真实地反映医疗费用的增长，通常需要消除价格因素对费用的影响，即在计算过程中考虑医药价格指数的变化。本报告选取中国统计年鉴中“医疗保健价格指数”数据进行各类医疗费用的可比性处理。

参考文献

[1]该数据是由卫生部医院管理研究所从全国1 600家100张床位以上的医院的调查结果推算得出，其中包括了化学药品和疗效明确且制剂上已完全西药化的中成药，如复方丹参滴丸、银杏叶制剂和灯盏细辛等。

附件1　国家慢性病防治工作规划

2012中国慢性病防治工作规划(2012～2015年)

卫生部等15部门关于印发《中国慢性病防治工作规划（2012～2015年）》的通知

中华人民共和国卫生部　www.moh.gov.cn　卫疾控发〔2012〕34号

各省、自治区、直辖市及新疆生产建设兵团卫生厅（局）、发展改革委、教育厅（教委、局）、科技厅（科委、局）、工业和信息化主管部门、民政厅（局）、财政厅（局）、人力资源社会保障（人事、劳动保障）厅（局）、环境保护厅（局）、农业（农牧、农村经济）厅（委、局）、商务主管部门、广播电影电视局、新闻出版局、体育局、食品药品监督管理局（药品监督管理局）：

为积极做好慢性病预防控制工作，遏制我国慢性病快速上升的势头，保护和增进人民群众身体健康，促进经济社会可持续发展，卫生部等15部门联合制定了《中国慢性病防治工作规划（2012–2015年）》（以下简称《规划》）。现印发给你们，请结合各地、各部门的工作实际认真组织实施，切实落实各项政策和保障措施，保证《规划》目标如期实现。

卫生部	国家发展改革委	教育部
科技部	工业和信息化部	民政部
财政部	人力资源社会保障部	环境保护部
农业部	商务部	广电总局
新闻出版总署	体育总局	国家食品药品监督管理局

二〇一二年五月八日

中国慢性病防治工作规划

（2012–2015年）

为贯彻落实《中共中央 国务院关于深化医药卫生体制改革的意见》，积极做好慢性病预防控制工作，遏制我国慢性病快速上升的势头，保护和增进人民群众身体健康，促进经济社会可持续发展，根据我国慢性病流行和防治情况，特制定《中国慢性病防治工作规划（2012–2015年）》。

一、背景

影响我国人民群众身体健康的常见慢性病主要有心脑血管疾病、糖尿病、恶性肿瘤、慢性呼吸系统疾病等。慢性病发生和流行与经济社会、生态环境、文化习俗和生活方式等因素密切相关。伴随工业化、城镇化、老龄化进程加快，我国慢性病发病人数快速上升，现有确诊患者2.6亿人，是重大的公共卫生问题。慢性病病程长、流行广、费用贵、致残致死率高。慢性病导致的死亡已经占到我国总死亡的85%，导致的疾病负担已占总疾病负担的70%，是群众因病致贫返贫的重要原因，若不及时有效控制，将带来严重的社会经济问题。

国内外经验表明，慢性病是可以有效预防和控制的疾病。30多年来，我国经济社会快速发展，人民生活不断改善，群众健康意识提高，为做好慢性病防治工作奠定了基础。多年来在我国局部地区和示范地区开展的工作已经积累了大量成功经验，并初步形成了具有中国特色的慢性病预防控制策略和工作网络。但是，慢性病防治工作仍面临着严峻挑战，全社会对慢性病严重危害普遍认识不足，政府主导、多部门合作、全社会参与的工作机制尚未建立，慢性病防治网络尚不健全，卫生资源配置不合理，人才队伍建设亟待加强。“十二五”时期是加强慢性病防治的关键时期，要把加强慢性病防治工作作为改善民生、推进医改的重要内容，采取有力有效措施，尽快遏制慢性病高发态势。

二、基本原则

（一）坚持政府主导、部门合作、社会参与。以深化医药卫生体制改革精神为指导，逐步建立各级政府主导、相关部门密切配合的跨部门慢性病防治协调机制，健全疾病预防控制机构、基层医疗卫生机构和医院分工合作的慢性病综合防治工作体系，动员社会力量和群众广泛参与，营造有利于慢性病防治的社会环境。

（二）坚持突出重点、分类指导、注重效果。充分考虑不同地区社会经济发展水平和慢性病及其危险因素流行程度，制定适合不同区域的具体防治目标和控制策略，关注弱势群体和流动人口，提高慢性病防治的可及性、公平性和防治效果。

（三）坚持预防为主、防治结合、重心下沉。以城乡全体居民为服务对象，以控制慢性病危险因素为干预重点，以健康教育、健康促进和患者管理为主要手段，强化基层医疗卫生机构的防治作用，促进预防、干预、治疗的有机结合。

三、目标

进一步完善覆盖全国的慢性病防治服务网络和综合防治工作机制，建立慢性病监测与信息管理制度，提高慢性病防治能力，努力构建社会支持环境，落实部门职责，降低人群慢性病危险因素水平，减少过早死亡和致残，控制由慢性病造成的社会经济负担水平。到2015年达到以下具体目标：

——慢性病防控核心信息人群知晓率达50%以上，35岁以上成人血压和血糖知晓率分别达到70%和50%。

——全民健康生活方式行动覆盖全国50%的县（市、区），国家级慢性病综合防控示范区覆盖全国10%以上县（市、区）。

——全国人均每日食盐摄入量下降到9克以下；成年人吸烟率降低到25%以下；经常参加体育锻炼的人数比例达到32%以上；成人肥胖率控制在12%以内，儿童青少年不超过8%。

——高血压和糖尿病患者规范管理率达到40%，管理人群血压、血糖控制率达到60%；脑卒中发病率上升幅度控制在5%以内，死亡率下降5%；

——30%的癌症高发地区开展重点癌症早诊早治工作。

——40岁以上慢性阻塞性肺病患病率控制在8%以内。

——适龄儿童窝沟封闭覆盖率达到20%以上，12岁儿童患龋率控制在25%以内。

——全人群死因监测覆盖全国90%的县（市、区），慢性病及危险因素监测覆盖全国50%的县（市、区），营养状况监测覆盖全国15%的县（市、区）。

——慢性病防控专业人员占各级疾控机构专业人员的比例达5%以上。

四、策略与措施

（一）关口前移，深入推进全民健康生活方式。充分利用大众传媒，广泛宣传慢性病防治知识，寓慢性病预防于日常生活之中，促使人们自觉养成良好的健康行为和生活方式。卫生部门建立国家和省级慢性病信息和知识权威发布平台，定期发布健康核心信息，配合广电、新闻出版等部门，组织主要媒体设立健康专栏，科学传递慢性病防治知识；各级工会、共青团、妇联、科协、工商联、老龄委和各类社会学术团体发挥各自优势，按照规范信息，有组织地开展公益宣传和社会动员活动。

科学指导合理膳食，积极开发推广低盐、低脂、低糖、低热量的健康食品。农业部门调整和改善食物生产结构，引导生产安全、营养、方便、多样的农产品；工业和信息化部门引导并支持食品加工企业改进生产工艺，推动实施预包装食品营养标签通则，促进健康食品开发和生产；商务部门倡导和鼓励食品销售企业开设健康食品专柜，引导消费者选择健康食品；食品企业、集体供餐和餐饮单位组织业务骨干人员学习掌握合理营养膳食知识并知晓不良饮食危害，逐步推行营养成份标识，提供健康食品和餐饮。

积极营造运动健身环境。体育部门加强群众性体育活动的科学指导，逐步提高各类公共体育设施的开放程度和利用率；教育部门保证中小学生在校期间每天至少参加1小时的体育锻炼活动；环境保护部门加强环境质量监测与评价，强化环境污染综合治理；机关、企事业单位建立工间操制度；社区积极推广健康生活方式指导员和社会体育指导员工作模式。

切实加强烟草控制工作，履行世界卫生组织《烟草控制框架公约》。推动地方加快公共场所禁烟立法进程和国家层面法律法规的出台。继续加大控烟宣传教育力度。全面推行公共场所禁烟，党政机关、医疗卫生机构、教育机构等要率先成为无烟单位。鼓励医疗机构设立规范的戒烟门诊，提供临床戒烟服务，加强对医务人员的培训，提高戒烟服务能力和水平。宣传过量饮酒危害，开展心理健康教育，普及心理健康知识。

（二）拓展服务，及时发现管理高风险人群。扩大基本公共卫生服务项目内容和覆盖人群，加强慢性病高风险人群（血压、血糖、血脂偏高和吸烟、酗酒、肥胖、超重等）检出和管理。基层医疗卫生机构要全面履行健康教育、预防、保健、医疗、康复等综合服务职能，建立规范化居民电子健康档案，及时了解社区慢性病流行状况和主要问题，有针对性地开展健康教育，免费提供常见慢性病健康咨询指导。各级各类医疗机构对35岁以上人群实行首诊测血压制度。80%以上的乡镇卫生院开展血糖测定，30%以上的乡镇卫生院开展简易肺功能测定，40%的社区卫生服务中心和20%的乡镇卫生院开展口腔预防保健服务。政府机关、企业事业单位积极推行健康体检制度，将慢性病核心指标和口腔检查作为必查项目，建立动态管理档案，加强指导管理。有条件的机关、单位建立健康指标自助检测点，提供体格测量简易设备。零售药店在慢性病防控宣传教育中要发挥积极作用。

基层医疗卫生机构和单位医务室对健康体检与筛查中发现的高风险人群，进行定期监测与随访，实施有针对性的干预，有效降低发病风险。各级疾病预防控制、健康教育机构开发并推广高风险人群发现、强化生活方式干预的适宜技术，并进行督导和评价。

开发癌症高发地区重点癌症筛查适宜技术，开展早期筛查和治疗，结合国家免疫规划政策，加强对癌症高风险人群乙型肝炎、人乳头瘤病毒等疫苗的预防接种。有条件的地区开展慢性阻塞性肺病和脑卒中高风险人群发现和干预工作。

（三）规范防治，提高慢性病诊治康复的效果。心脑血管病、肿瘤、糖尿病等专病防治机构要推广慢性病防治适宜技术，及时对本机构各级专科诊治从业人员进行诊治规范培训，逐步实现慢性病的规范化诊治和康复。各级各类医院要严格遵照卫生行政部门制定的诊疗技术规范和指南，完善专科医师的专业化培训制度，注重康复治疗的早期介入。在提供规范化诊断、治疗和康复的同时，要加强对患者及家属的咨询指导和科普宣传。

基层医疗卫生机构加强高血压、糖尿病、慢性阻塞性肺病等慢性病患者管理服务和口腔保健服务，对癌症患者开展随访和康复指导等工作，积极推广儿童窝沟封闭等口腔疾病预防适宜技术。随着基本公共卫生服务均等化投入的增加，不断拓展服务范围，深化服务内涵，积极推广慢性病患者的自我管理模式，努力提高患者规范管理率和控制率。积极探索全科医生家庭服务模式。

在慢性病防治工作中，坚持中西医并重，充分发挥中医药“简、便、验、廉”和“治未病”的特点。卫生部门要进一步巩固完善基本药物制度，适当增加基本药物目录中慢性病用药品种，建立基本药物短缺监测信息处理协同机制，完善国家基本药物储备制度，确保为慢性病患者提供适宜的治疗药物。食品药品监督管理部门要严格审批慢性病防治药品，加强监督检查，确保药品安全。

（四）明确职责，加强慢性病防治有效协同。完善慢性病防控网络，优化工作格局，整合专业公共卫生机构、医院和基层医疗卫生机构功能，打造上下联动、优势互补的责任共同体，促进慢性病防治结合。卫生行政部门要创新工作方式，提高管理水平；省市县各级疾病预防控制机构和公立医院设置专门科室和人员，履行慢性病防治工作职责；基层医疗卫生机构强化慢性病防控职能，提高服务能力。

建立疾病预防控制机构、医院、专病防治机构、基层医疗卫生机构在慢性病防治中的分工负责和分级管理机制，明确职责和任务。疾病预防控制机构和专病防治机构协助卫生行政部门做好慢性病及相关疾病防控规划和方案的制定和实施，提供业务指导和技术管理；医院开展慢性病相关信息登记报告，提供慢性病危重急症病人的诊疗、康复服务，为基层医疗卫生机构开展慢性病诊疗、康复服务提供技术指导；建立和基层医疗卫生机构之间的双向转诊机制；基层医疗卫生机构负责相关慢性病防控措施的执行与落实。

健康教育机构负责研究慢性病健康教育策略方法，传播慢性病防治核心信息，并指导其他机构开展慢性病健康教育活动。妇幼保健机构负责提供与妇女儿童有关的慢性病预防咨询指导。

（五）抓好示范，提高慢性病综合防控能力。积极创建慢性病综合防控示范区，注重开展社区调查诊断，明确本地区主要健康问题和危险因素，应用适宜技术，发展适合当地的慢性病防控策略、措施和长效管理模式。各地要定期总结推广示范区建设经验，带动慢性病综合防控工作。到2015年，全国所有省(区、市)和东部省份50%以上地级市均建有国家级慢性病综合防控示范区。

充分发挥各级爱国卫生运动委员会和各地现有的健康促进工作委员会的作用，丰富和深化卫生创建活动的健康内涵。以卫生创建、健康创建为平台，加强慢性病综合防控的组织协调，将慢性病防控作为卫生城镇考核标准和健康城市及区域性健康促进行动的重要内容，创建国家卫生城市的地区须建成1个以上国家级慢性病综合防控示范区。通过政策引导，改善环境质量，增加绿地面积和健身场所，建设健康环境；促进合理膳食、适量活动、控烟限酒，培育健康人群。

继续推进省级地方政府与卫生部开展慢性病综合防控合作项目，通过省部共建，在慢性病综合防控的政策研究、宣传教育、干预控制、监测评价、能力建设、科研攻关和国际交流等方面进行深入合作，共同提高项目合作省份的慢性病综合防控水平。

（六）共享资源，完善慢性病监测信息管理。统筹利用现有资源，提高慢性病监测与信息化管理水平，建立慢性病发病、患病、死亡及危险因素监测数据库，健全信息管理、资源共享和信息发布等管理制度。逐步建成慢性病综合监测点，规范人口出生与死亡信息管理，组织开展辖区脑卒中、急性心肌梗死、恶性肿瘤发病及死因登记报告。建立慢性病与健康影响因素调查制度，定期组织开展慢性病及危险因素、居民营养与健康等专项调查。结合居民健康档案和区域卫生信息化平台建设，加强慢性病信息收集、分析和利用，掌握慢性病流行规律及特点。

（七）加强科研，促进技术合作和国际交流。加强慢性病基础研究、应用研究和转化医学研究。科技部门在相关科技计划中加大对慢性病防治研究的支持，提高慢性病防治的科技支撑能力。加强慢性病防治研究和转化基地建设，重点加强慢性病防治技术与策略、诊疗器械、新型疫苗和创新药物的研究，开发健康教育与健康促进工具，加强科研成果转化和利用，推广慢性病预防、早诊早治早康和规范治疗等适宜技术。

加强国内外交流与合作，积极参与慢性病防治全球行动，与国际组织、学术研究机构和院校在人员培训、技术合作和科学研究等方面开展广泛协作。加强与发展中国家的交流，建立合作共赢的国际合作机制。

五、保障措施

（一）加强组织领导，推进规划实施。各地将促进全民健康作为转变发展方式、实现科学发展的新战略，融入各项公共政策，加强对慢性病防治工作的组织领导，将慢性病防治工作纳入当地经济社会发展总体规划，建立目标责任制，实行绩效管理。

中国疾病预防控制中心、国家癌症中心、国家心血管病中心制订专项行动计划，指导各地推进规划实施。各地要围绕规划总体目标和重点工作，结合实际，制订本地防治规划和年度工作计划，认真研究推进规划目标实现的政策和措施，切实解决防治工作中的问题和困难，落实政策保障、人员配备、资金投入、监督奖励等措施，大力加强社会动员，努力形成政府社会防治工作合力。

（二）履行部门职责，落实综合措施。加强部门间协调沟通，建立慢性病防治工作部际联席会议制度，健全分工明确、各负其责、有效监督的工作机制，协调解决慢性病防治工作重大问题，落实各项防治措施。

卫生部门制订慢性病防治方案，将慢性病防控作为基本公共卫生服务均等化核心内容，做好新型农村合作医疗与公共卫生服务的衔接，实现防治有效结合。研究建立慢性病综合防控重大专项，做好组织协调、技术指导、健康教育与行为干预、预防治疗和监测评估。评价防治效果，推广适宜技术，指导社会和有关部门开展慢性病预防工作。

发展改革部门将慢性病防治相关内容纳入经济与社会发展规划，加强慢性病防治能力建设，保障慢性病防治工作的基本条件。

教育部门将营养、慢性病和口腔卫生知识纳入中小学健康教育教学内容，监督、管理和保证中小学生校园锻炼的时间和质量。

民政部门进一步完善贫困慢性病患者及家庭的医疗救助政策，逐步加大救助力度，对符合当地医疗救助条件的，积极纳入医疗救助范围。

财政部门根据经济社会发展水平以及疾病谱的转变和疾病负担的变化，安排必要的慢性病防控经费。

人力资源社会保障部门积极完善基本医疗保险政策，做好基本医疗保险与公共卫生服务在支付上的衔接，逐步提高保障水平，减轻参保人医疗费用负担。

体育部门贯彻落实《全民健身条例》，积极推行《全民健身计划（2011—2015年）》，指导并开展群众性体育活动。

科技、工业和信息化、环境保护、农业、商务、广电、新闻、食品药品监督管理等部门要按照职能分工，密切配合、履职尽责。

（三）增加公共投入，拓宽筹资渠道。建立慢性病防治工作的社会多渠道筹资机制。发挥公共财政在慢性病防治工作中的基础作用，根据经济社会发展水平和慢性病流行程度，不断增加公共财政投入，逐步扩大服务范围，提高服务标准，加大对西部和贫困地区慢性病防控工作支持力度，完善投入方式，评估投入效果，提高资金效益。鼓励社会各界投入，引导国际组织、企事业单位和个人积极参与，为防控慢性病提供公益性支持。

（四）加强人才培养，提高服务能力。实施卫生中长期人才规划，建设一支适应慢性病防治工作需要的医学专业与社会工作相结合的人才队伍。加强基层慢性病和口腔疾病防治实用型人才培养，提高基层医疗卫生人员服务能力，切实加强政策保障，使基层医疗卫生人才引得进、用得上、留得住；加强慢性病防治复合型人才培养，特别注重培养既掌握临床医学技能又熟悉公共卫生知识的人才，在全科医生、住院医师和公共卫生医师规范化培训中，强化慢性病防治内容，提高防治技能；加强对康复治疗人员的培养力度，提高慢性病患者的康复医疗服务水平，降低慢性病致残率和残疾程度；加强学术带头人和创新型人才培养，全面提高慢性病科学防治水平。鼓励和支持社会工作人才参与慢性病防治工作。

（五）强化监督监测，实行考核评价。建立规划实施情况监测通报制度，制定规划实施监测指标体系，加强监督检查，及时发现问题，不断完善政策。实行规划实施进度和效果考核评价制度，卫生部将会同有关部门建立评价体系，针对规划落实情况，组织开展考核评价，科学分析投入产出效益，综合评价政策措施效果。

附件2 指南

近五年来我国公布的国家级心血管病及相关疾病指南

一、高血压

1．中国高血压防治指南(2010)

中国高血压防治指南修订委员会（卫生部疾病预防控制局，中国高血压联盟，国家心血管病中心）

中华心血管病杂志2011;39:579～616

2.中国高血压防治指南(2009年基层版)

中国高血压防治指南（基层版）编撰委员会（卫生部疾病预防控制局，中国高血压联盟，国家心血管病中心）

人民卫生出版社，北京，2010

3．中国血压测量指南

中国血压测量工作组（中国高血压联盟，国家心血管病中心）

中华高血压杂志2011;19:1101～1115

二、血脂异常

中国成人血脂异常防治指南（2007）

中国成人血脂异常防治指南制订联合委员会

中华心血管病杂志2007;35:390～419

三、糖尿病

1．中国2型糖尿病防治指南(2007)

中华医学会糖尿病分会

中华内分泌代谢杂志2008;24:增录2a

2．中国2型糖尿病防治指南(2010)

中华医学会糖尿病学分会
中国糖尿病杂志2012;20:S1～S35

3．中国血糖监测临床应用指南(2011年)
中华医学会糖尿病学分会
中华糖尿病杂志2011;3:13～21

四、脑卒中

1．中国急性缺血性脑卒中诊治指南(2010)
中华医学会神经病学分会脑血管病学组急性缺血性脑卒中诊治指南撰写组
中华神经科杂志2010;43:146～153

2．中国缺血性脑卒中和短暂性脑缺血发作二级预防指南(2010)
中华医学会神经病学分会脑血管病学组缺血性脑卒中二级预防指南撰写组
中华神经科杂志2010;43:154～160

3．中国卒中一级预防指南(2010)
中华医学会神经病学分会脑血管病学组"卒中一级预防指"撰写组
中华神经科杂志2011;44:282～288

4．中国卒中康复治疗指南(2012)
中华医学会神经病学分会脑血管病学组、神经康复学组
中华神经科杂志2012;45:201～206

5．中国缺血性脑血管病血管内介入诊疗指南(2011)
中华医学会神经病学分会脑血管病学组缺血性脑血管病血管内介入诊疗指南撰写组
中华神经科杂志2011;44:863～869

五、预防

中国心血管病预防指南(2011)
中华医学会心血管病学分会，中华心血管病杂志编辑委员会

中华心血管病杂志2011;39:3～22

六、心血管病

1. 慢性心力衰竭诊断治疗指南(2007)
中华医学会心血管病学分会,中华心血管病杂志编辑委员会
中华心血管病杂志2007;35:1076～1094

2. 不稳定性心绞痛和非ST段抬高心肌梗死诊断与治疗指南(2007)
中华医学会心血管病学分会中华心血管病杂志编辑委员会
中华心血管病杂志2007;35:295—304

3. 慢性稳定性心绞痛诊断与治疗指南(2007)
中华医学会心血管病学分会，中华心血管病杂志编辑委员会
中华心血管病杂志2007;35:195～206

4. 急性心力衰竭诊断和治疗指南(2010)
中华医学会心血管病学分会，中华心血管病杂志编辑委员会
中华心血管病杂志2010;38:195～208

5. 经皮冠状动脉介入治疗指南(2009)
中华医学会心血管病学分会，中华心血管病杂志编辑委员会
中华心血管病杂志2009;37:4～25

6. 经皮冠状动脉介入治疗指南(2012)
中华医学会心血管病学分会入心脏病学组，中华心血管病杂志编辑委员会
中华心血管病杂志2012;271～277

7. 非ST段抬高急性冠状动脉综合征诊断和治疗指南(2012)
中华医学会心血管病学分会，中华心血管病杂志编辑委员会
中华心血管病杂志2012;40:353～367